JN319636

水をたくさん飲めば、ボケは寄りつかない

講談社+α《プラスアルファ》新書

◉目次

第二章　水の力が症状を消す

第三章 体調をよくすれば、認知症は治る！

第四章　水分補給で治った実例

第五章　まわりの無理解がボケを悪化させる

第六章　日本の介護はこんなにお粗末

序章　水分を多くとることは、最強のボケ封じ

日本人全員が認知症ノイローゼ

誰もが、認知症への異常な恐怖を持ちすぎているのではないだろうか？

先日、あるおじいさんが病院でアルツハイマー型認知症の診断を受け、その人の奥さんから息子夫婦まで、家中がノイローゼのようになってしまった。要介護2（介護保険の目安、1から5まである）と、医者に言われたそうだ。

一家で認知症のテレビ番組をものすごく緊張しながら見たりして、家中が真っ暗になってしまったという。しかし、私があらためて症状を尋ねてみると、特にないと言うのだ。

認知症は読んで字のごとく、認知障害で起こる。つまり、自分はなぜここにいて、どうしたらいいかが理解できなくなるのだ。

人物に対する認知障害は、よく知っているはずの人が誰で、自分とどういう関係であり、どのような態度で接したらいいかがわからなくなる。物に対しては、これはどういう物で、どう使えばいいかが理解できなくなる。ティッシュペーパーを食べたりする異食《いしょく》がこれに当たる。時間に対する認知障害もある。おばあさんでも、自分が少女だと思い込んでいたりする。

このように見てゆくと、そのおじいさんには、何の障害もなかった。

大体、テレビで認知症の番組が放送された時、おじいさんが食い入るように見ているのは、まったく正常な反応である。もし認知症なら、テレビなど見ない。無関心にボーッとしているはずだ。

「おじいさんは認知症ではないですよ」と私が言うと、奥さんは「救われました」とひどく安堵された。それ以降、一家は明るさを取り戻し、元の生活に戻ったという。

そもそも医者はなぜ、認知症という診断を下したのか？　それは、物忘れという側面しか見ていないからだ。

認知症は認知障害なのに、記憶障害として診断するから、誤りが起きる。「認知症とは、読んで字のごとく認知障害だ」と言ったら、世界中で反論できる人はいないはずである。

病院では、果物の絵を見せて名前を言わせたり、今の総理大臣は誰かと尋ねたり、記憶力テストを行う。次々と外来があり、忙しいなかで診察している医者は、テストの点数だけ見て、認知症の判断をしてしまうのだ。そう言われた本人や家族はパニックになり、本を山ほど買い込んだり、テレビで認知症を特集した番組が放送されれば、固唾《かたず》を呑《の》んで見たりする。

体内水分量の割合

	体内を占める水分量の割合
子ども	75%
成　人	60%
高齢者	50%

（小越章平、大柳治正編「輸液・栄養ハンドブック」より作成）

医者だけではない。高齢者が物忘れすると、まわりはすぐに認知症だと騒ぎ立てる。しかし、20代の人が忘れても、誰も認知症とは言わない。

認知症に対する誤解により、日本中がノイローゼになっている。物忘れ＝認知症という、妙な考えが刷り込まれているのが問題だ。

認知症は水を飲めば治る！

私が特別養護老人ホーム（特養）の担当医になったのは、１９７３年。認知症に関心を持ち始めたのは、寝たきりを解消させることに力を注いできた時期にあたる。認知症を治すより、寝たきりを起こすほうが先のはずだ。そう考えて、寝たきりの人を起き上がらせようと試行錯誤しているうち、脱水がいかに人間の活動力を落としているかに気付いた。

人間の体の水分量は、子どもで体重の75パーセント、成人で60パーセント、65歳以上の高齢者で50パーセントと、加齢とともに減ってゆく。そしてどの年齢でも、ほんの1～2パーセントの水が欠乏しただけで、意識障害が起きる。体重が50キロとすると、65歳以上の高齢者の場合、水分は25キロだから、**２５０～５００cc、ペットボトル１本分にも満たない水が不足しただけで、意識はおかしくなる**のだ。

脱水が意識障害を起こすことは、熱中症を見ても、明らかである。

熱中症は、以前は炎天下に長くいた人やボイラーマンなどがなるとされていたが、最近では、高温や多湿の屋内でも発症する急性の脱水症状だ。意識がおかしくなり、倒れることもある。意識を失った場合、助けを呼ぶこともできなくなる。水を飲むこともできないから、どんどん水分が不足し、死に至ることもある。熱中症は、脳梗塞や心筋梗塞と違い、意識をまずやられるため、不調を感じることができないのだ。

脱水による意識障害が関係する点で、認知症は熱中症とよく似ている。

実際、特養の患者に水を十分飲ませると、認知症の異常な言動が、次々と治まっていった。

認知症には、根底に水不足がある。その治療とケアは、水に始まり、水に終わる。これが40年間、認知症にかかわってきた私の結論である。

私は65歳を超えた高齢者には、一日1500ccの水を飲むように勧《すす》めてきた。**一日1500ccの水を飲むこと、これが何より、認知症の予防と治療になる**からだ（1500ccという量については、第二章55ページ以下でくわしく述べる。また、心不全や腎不全などにより、医師に水分を制限されている場合は、この限りではない）。

水不足が解消されると、意識がはっきりし、異常な言動がなくなるばかりではない。高齢者特有の便秘が解消し、お通じもよくなり、結果的に体調がよくなる。さらに十分な栄養をとり、適度な運動を行うと、認知症患者のほとんどに完治、もしくは著しい改善が見られる。

私はこれを、『水、メシ、クソ、運動、4つのケア』と呼んでいる。

水が絶大な効果を発揮するのは、とりわけ夜になると騒いだり、暴力をふるったりする不穏な異常行動がある場合だ。家族が最も苦しむのは、この種の異常行動なのは言うまでもない。**このような患者に水分を多くとらせると、それこそ1日か2日で症状が消えてしまうこ**

とが多い。

認知症は基本的に、症状が消えれば介護の必要がなくなる。家族は、あれほど苦しんできたのにと驚き、感激する。

運動すればボケは予防できる

異常行動がある場合、ほとんどの医者は脱水とは考えず、睡眠薬を与えたり、鎮静剤の注射を打ったりする。これが一時しのぎなのは、言うまでもない。

多くの一般人が、認知症は一度かかるともう治らないという誤ったイメージを抱いているが、それは医者も同じなのだ。だから、薬という姑息《こそく》な発想しかない。

以前千葉県で、介護職などを中心に老人ケアの研究会を開いたことがある。そこで私の行った脱水症の講義に触発され、ある特別養護老人ホームが「脱水追放作戦」を実行した。

50名の利用者のうち20名に昼間の微熱、9名に夜間のせん妄（意識障害により幻覚の見える状態）があったが、一日1500ccの水分補給をきちんと行ったところ、微熱はゼロ、せん妄は1名に減った。

せん妄や不眠など、夜に活発になる症状の原因は、ほとんど脱水によるものだ。こういう場合、医者は、統合失調症のような精神疾患と同じく、抗精神薬を処方する。しかしそうすると、かえって活動性が落ち、自力で水を飲めなくなってしまう。必要なのは、薬ではなく、「水」なのである。

また、運動に関しては、海外でも研究が進んでいる。アメリカのアボットという学者の研究チームは、運動可能な71歳から93歳のハワイ在住の日系アメリカ人男性2257名を対象に、一日当たりの歩く距離と5年後の認知症発症の関係を、約20年間調査した。追跡期間中に、158名の認知症患者が確認された。そして、歩く距離の最も少なかった人（一日当たり0・4キロメートル未満）を、一日当たり3・2キロメートル以上歩く人と比較すると、発症率が約1・8倍高いことがわかった。

この調査結果は、一日およそ3キロメートル、時間にして30分歩くことは、認知症の予防になることを示している。

アボットの研究以降、運動に関する研究が盛んになり、今では**認知症が運動で予防できることは、世界的な常識**となっている。ウォーキングなどの運動だけでなく、料理や皿洗い、掃除などの日常的な身体活動も予防効果がある。

逆に寝たきりになると、認知症になりやすいのも、運動量が極めて少なくなるからだ。身体障害者は、健常者より認知症になりやすいというデータもある。科学は時として非常に残酷だ。体の障害が、精神の障害まで引き寄せてしまうのである。

運動習慣の有無《うむ》は、認知症の発症と大きく関わっている。私の経験でも、適切な水分補給をしながら運動させると、患者はぐっと正常に近づく。

どんな病気でも、原因がわかれば、それを予防につなぐことができる。例えば高血圧症は、塩分のとり過ぎが原因とわかれば、それを減らすという予防法が確立する。予防法はもちろん、病気になった後の治療にもつながる。

これは認知症にも当てはまる。**原因を解消すれば、予防と同時に治療にもなる**ということである。

脳の萎縮は正常な老化現象

遠くの町へ引っ越したら、おじいさんがボケたという話をよく聞く。息子が結婚してお嫁さんが来たら、おばあさんが役割を失って認知症になったという話も多い。

ライフイベント（人生に訪れる大きな変化）が認知症の一因になるのは、間違いない。重い病気を患い、寝たきりになることもそうだ。犯罪や虐待など、非常に恐い思いをして、大

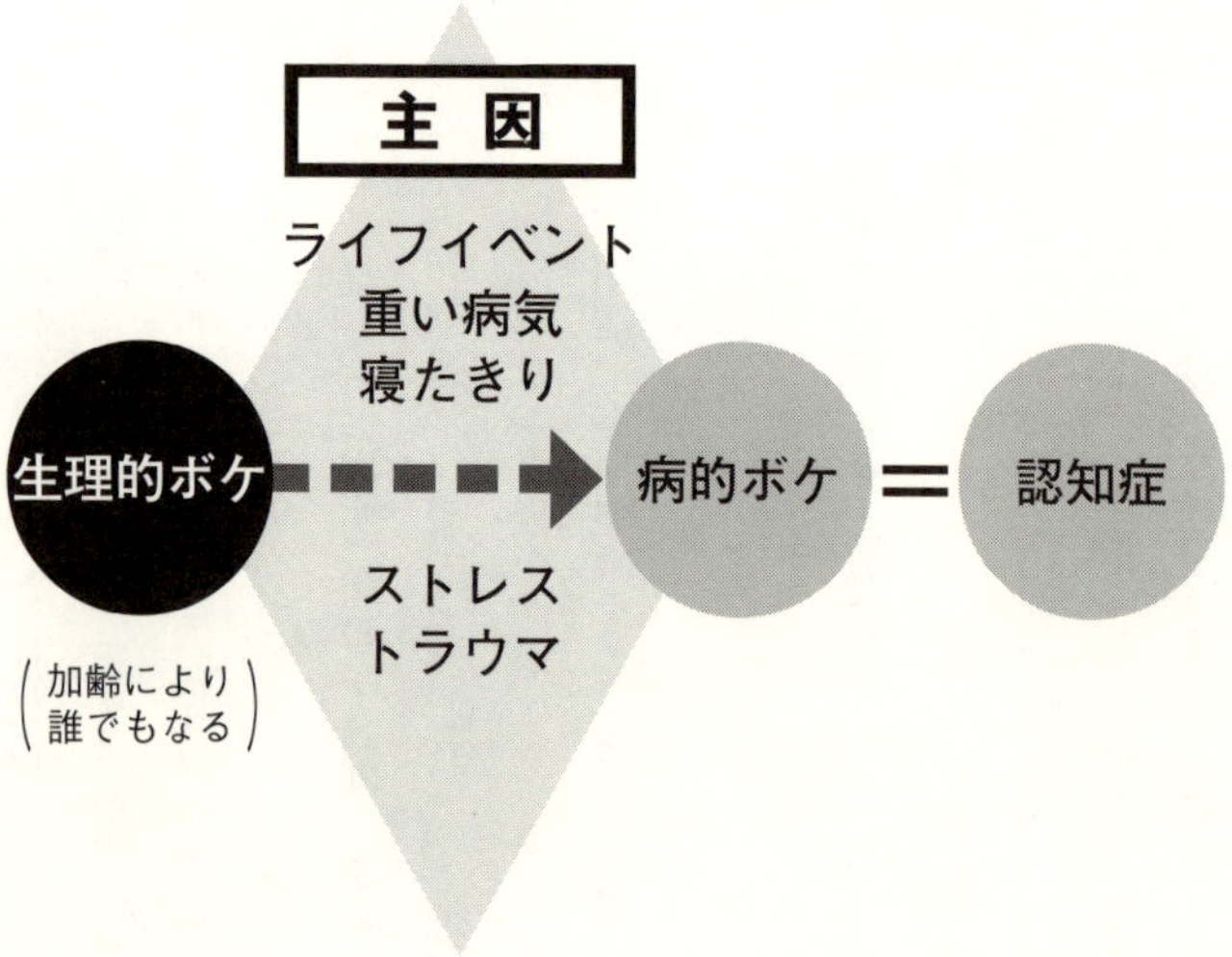

きなストレスやトラウマを受けると、それがきっかけで起きることもある。

多少の生理的なボケは、年をとれば誰にでも出てくるものだ。若い頃に比べて、知的な活動が停滞してくる。しかし、それは正常な老化現象である。誰にでもあるものは、原因とはいえない。そこに外的な要因が加わると、認知症に変化してゆくのだ。

認知症の原因は、大きく3つに分かれる。心理的要因、社会的要因、そして身体的要因である。

配偶者と死別した悲しさで認知症になった場合、亡くなった人を生き返らせることはできない。しかし退職により社会で役割を失った場合は、別の役割を与えることで、健康を取り戻せる可能性が高い。

とりわけ家族や介護者が今すぐできることは、身体的要因に迫ってゆくこと、つまり、本人の体調をよくすることである。**体の調子を整えると、どんどん認知症の症状が治まってゆく。**

認知症は脳の萎縮や脳梗塞が原因といわれているが、実はそうではない。脳の萎縮はただの老化現象である。**認知症であれ正常であれ、個人差はあるものの、誰でも年をとると脳は縮むし、脳の血管は硬化して詰まる**（脳梗塞）。

多発性脳梗塞があっても正常な人はいくらでもいるが、それを医者が説明できないだけだ。逆に、認知症でも脳が萎縮していない人もいる。

認知症で脳が萎縮している人、認知症であっても脳が萎縮していない人、正常でも萎縮している人、正常で萎縮していない人。この４つを統計的に分類し、比較した研究論文を、私は寡聞《かぶん》にして知らない。脳が縮んでいる高齢者１００人のうち、何人が認知症になるか、その結論は出ていないのが現状だ。

私は、**脳の萎縮と認知症はほとんど関係ない**と考えている。あるとしても、たくさんのうちの小さな一因だろう。

十数年前、アメリカ・ケンタッキー州の修道女が101歳の長寿で亡くなった。彼女はとても聡明《そうめい》で、死の直前まで修道院の仕事を完璧にこなしていたという。解剖してみると、脳の重さが870グラムしかなかった。成人女性の脳は、平均1200〜1300グラム。彼女の脳は、老化により著しく萎縮していたのだ。

医者が見たら、この人は間違いなく認知症だ、脳がこれほど萎縮しているのに普通の生活を送れるわけがないと言うだろう。脳神経学では、絶対にないと言われていることが、現実ではいくらでもあるのだ。こうした現実に対して、科学はあまりに無力である。

私は、**認知症とは、ほかの精神疾患と同じく、人格全体の反応**ととらえている。発病の年齢や症状などによって、統合失調症やうつ病、認知症という名前がつけられるだけで、病としての本質は同じという立場をとる。

誰でも、わずかな体調不良で抑うつ的になるものだ。少し頭が痛いと、暗く嫌な気分になり、もしかしてガンかもしれない、このまま死ぬのではないかと、悲観的になってしまうことさえある。

体の不調に対して出てくる抑うつ反応と本物のうつ病は、外見がとてもよく似ていて、実は見分けがつかない。老年期の認知症には、統合失調症的要素もうつ病的要素もあり、すべての精神疾患が入っているという研究者もいる。また老年期にうつ病と認知症を発症し、その2つを行ったり来たりする人もいる。

認知症とうつ病は症状が少し異なるだけで、実際のところ、あまり変わらない。採血してアセチルコリンやドーパミンなど、脳の働きに大きくかかわる神経伝達物質の数値を調べると、ほとんど一緒である。身体的には、認知症とうつ病はほとんど同じという意見もある。うつ病の研究者の中には、認知症はうつ病の一種だと言う人もいるほどだ。

ボケは薬では治らない！

認知症は薬で治るのか——。この大きな問題について、私は、特効薬はないと考えている。

認知症に限らず、あらゆる精神疾患は、人格全体のマクロな疾患である。したがって、細胞機能を変えたり、遺伝子のスイッチを入れ替えたりするミクロの薬に、根本的な効果はない。

世界中の研究者がこれほどまでに研究を重ねても、うつ病や統合失調症を治す薬は、未《いま》だにない。自殺しかねない人を、薬によって一時的に平穏な状態に戻すことはできるが、それは治ったということではない。

しかし、心の病は治すことができる。治せるのは「ケア」だけである。

ヨーロッパで大規模な実験をして効果をあげた例がある。30年ほど前、イタリアで始まった運動によって、精神病院をすべて廃止にした。長年統合失調症で入院していた人を隔離から解放し、全員街に戻したのだ。すると、幻覚にとらわれて興奮して暴れたり、暴言を吐いたりすることがなくなって、皆、穏やかな市民になってしまったのである（詳しくは、第五章136ページ以下）。

精神病院では相手が身構えたり、異質なものを見るような目で見たり、差別的なことを口にしたりする。ところが、街の生活では、彼らの病歴を知らない住人たちが、ごく普通に接してくれる。朝起きて隣の人と顔を合わせれば、「おはようございます。今日はいい天気ですね」とか、「今日は寒いですね」と言って微笑む。

社会から排除されてきた人たちにとって、こうした当たり前のことが、とても新鮮で心地よかったのだ。私は世間に受け入れられている、異常者ではないと患者自ら感じることが、すばらしいケアになったのである。

これと同じことが、認知症にも言える。

トム・キットウッド著『認知症のパーソンセンタードケア』という本がある。この中で著者は、認知症は脳の病気とする従来の考え方に対して、社会心理的な病ととらえるべきだと主張している。私もそれに大賛成だ。

「認知症の人は、何を言ってもわからない」

こうした**周囲の決めつけや蔑視が、症状を放置したり悪化させたりする。**私たちは、認知症への理解をもっと深めるべきである。

患者はいつも悪夢の中にいる

これは、私がケア研究会で報告を受けた例である。部屋の中などトイレ以外の場所で放尿する、85歳の認知症の男性がいた。

男性は妻を亡くしてから、家に閉じこもりがちになると、認知症になり、周囲との会話が成立しなくなった。夜になると妄想が起きて、徘徊《はいかい》する。そのため、ショートステイという形で介護施設にあずけられた。

放尿のような「不潔な癖」を見ると、周囲は、自分たちの理解を超えたどうしようもない人と決めつけてしまいがちである。

実際介護スタッフも、しぐさなど、男性に放尿のサインを見つけて、便器を用意したりする姑息な対応をとっていたが、うまくいかないことが多かった。

この男性は、水分摂取量が一日620ccと少なく、運動量も不足していた。そこで一日1500ccを目標に水をとらせ、運動量を増やしたところ、20日目で自らトイレに行き、排尿するようになった。

男性はただトイレの場所がわからなかっただけなのだ。スタッフが、男性に異様な癖があると思い込んでいたため、うまくケアできていなかったのである。

男性は、今では症状もすべて治まり、普通の生活を取り戻して、地域の活動にも積極的に参加している。

精神医学者の木村敏先生は、心の病について、家族や介護士などまわりの人間が、何より避けなければならないのは第三者的態度であり、患者のつらさを分かち合う苦痛共同体を作るべきだと説いている。

介護士などでも、認知症の人を見て、まるで対岸の火事のように言う人がいる。自分たちは「正常」であり、患者は「異常」であるというその態度が、ますます本人を追いこんでいることに、なぜ気付かないのだろう。

また、「患者にはプライドも感情もある」という言い方をする人もいる。これは正しいにちがいない。しかし結局は、「患者にはプライドや感情はない」という見方の裏返しにほかならず、第三者的態度と五十歩百歩と言わざるをえない。

認知症患者の前には、次々と理解しがたい状況が現れる。だから、患者は間違った「認知」を重ね、その結果、異常行動を繰り返すのだ。

私たちも悪夢のような理不尽な状況に置かれたら、患者と同じようにおかしな行動をとってしまうにちがいない。そのような想像力が、患者に対する大きなケアになることを、私たちは心に刻むべきである。

「思いつき療法」で、認知症は治せない

認知症の分野では、数年ごとに「〇〇療法」が現れては消えてゆく。ほかの分野では、こうした試行錯誤の中から進歩が生まれるが、こと認知症に限っては、その兆しすら見えない。

それは理論が確立していないどころか、その努力すらされていないことが原因と私は考える。

認知症ケアの現場では、何ら理論的な裏付けもないまま、さまざまな思いつきの言葉が乱れ飛んでいる。たとえば、「その人らしくあるようにケアする」という言葉がある。具体的にどうすることなのか、何をもって「その人らしい」と判断するのか、少しも明らかではない。私はこんなものは、方法とは言えないと思う。ケアする側が、ただ何となく自ら納得しているにすぎないのが、実態だろう。

今は下火になった、「寄り添うケア」という言葉もそうだ。これの発案者は、患者に「寄り添う」とはどういう意味で、具体的にどうすることなのか、一度でも考えたことがあるのだろうか。

前に、「寄り添うケア」を実践していると称したVTRを見たことがある。ある施設の教育用のものだそうである。そこでは認知症のおばあさんに、若い男性の介護士がすり寄り、彼女を抱きしめ、頬ずりしていた。愛情深いハグが何よりのケアと言いたげなこのシーンに、私は開いた口がふさがらなかった。何という馬鹿馬鹿しさだろう。

ハグにより、何をどうしようというのだろう。高齢者には、他人と体が触れることを嫌がる人も多い。おばあさんは、不快に感じているかもしれない。そういうことを、この介護士は、考えたことがあるのだろうか。

結局「寄り添うケア」なるものは定着しなかった。それは、患者に「寄り添」えなかったからだと私は考える。

介護する側が、情緒的に自らを納得させ、独りよがりなことをしているうちにも、患者の症状はどんどん悪化してゆく。何より、そのことが問題である。

理論的な裏付けのない、いい加減な思いつきで、認知症が治るはずがない。思いつきの不毛な繰り返しの陰で、患者の困惑は続き、家族は途方にくれる。

認知症をめぐる問題の悲惨さは、心身ともに家族が大きな負担を負わなければならないことだ。介護疲れの果ての心中という悲劇は、報道などで、誰もが知る通りである。

症状がなくなれば、治ったと言える

精神病に薬は効かない。ケアで治すしかない。そして理論に基づいた適切なケアをすれば、心の病は容易に治すことができる。

統合失調症は今でも治らないと、ほとんどの日本人は思い込んでいる。しかし、これははなはだしい偏見である。コーエンという研究者によると、１９８０年代、イギリスとアメリカで統合失調症に対する認識の劇的な変化が起こり、今では46パーセントから68パーセントの患者に、回復や著しい改善が見られるという。幻覚や妄想の症状も、5年から10年の間に平穏期に入ると、現れないようになる。

大半の人がケアさえすれば、通常の市民生活を送れるようになるということだ。精神医学的には、症状さえなければ治ったとされる。このことは注目されるべきである。

これに対して身体疾患は、患部の切除や、薬を用いたコントロールなどで、検査所見が正常にならないと治ったとは言えない。症状がまったくなくても、検査が基準値に合わなければ病気とみなされる。それに対して、精神疾患は、症状さえなくなればいい。

認知症もこれと同じである。**多少の物忘れがあっても、異常な言動などの症状がなくなれば、治ったと言っていい。**認知症の高齢者は、症状がとれれば、ただのお年寄りである。

2005年から、私は認知症介護を教育するプログラムを組み、月に1〜2度、北海道から沖縄まで全国各地で「認知症のケア研究会」を開いている。介護士、看護師、患者の家族など、私の理論を勉強したい人たちが300〜400人ほど集まる。土日を使い、土曜は私がレクチャーし、日曜は私の理論に基づくケアプランにより、その地域の認知症の人がどうなったか、検討会を行う。

水分補給や排泄のケアなどの経過を介護者に報告してもらい、症状がどう変わったかを見るのだ。そして、「ここまで症状が治ったから、もう認知症じゃないんだよ」と私が伝えると、皆とても安心する。

私が直接かかわったところでは、4ヵ月ほどで、ほとんどの患者が治る。全国各地から届く報告によれば、その8割に著しい改善が見られる。

日本人は誰もみな、認知症は一度かかれば治らないと思いこんでいる。しかし、そんなことはない。

認知症はケアすれば治る。もちろん、予防もできるのだ。

第一章　認知症はどういう病気なのか

物忘れと認知症は全く別である

ある医療団体の作った、認知症の初期症状をチェックする簡単なテストがある。病院でも使われているものだ。

・同じ話を無意識に繰り返す。
・知っている人の名前が思い出せない。
・物のしまい場所を忘れる。
・漢字を忘れる。
・今しようとしていたことを忘れる。
・器具の説明書を読むのを面倒がる。
・理由もないのに気がふさぐ。
・身だしなみに無関心である。
・外出をしたがらない。
・物（財布など）が見当たらないことを他人のせいにする。

10項目のうち、「ほとんどない」を0点、「ときどきある」を1点、「頻繁にある」を2点として、合計点を出す。

0～8点は「正常」、9～13点は「要注意」、14～20点は「認知症の疑いあり」ということになる。

ちなみに私は11点だった。しかし、これらは、ある程度年をとれば、誰でも当てはまるだろう。65歳以上の人は、ほとんど認知症ということになってしまうのではないか。

例えば、「理由もないのに気がふさぐ」。こんなことは、若い人でもしょっちゅうある。寝不足の時など、そうなりやすいことは、誰もが経験的に知っている。

「外出をしたがらない」というのも、とても奇妙だ。私の知り合いに、勤めていた頃は、休みになれば山登りに行っていた人がいる。しかしその人は、定年退職したとたん、ぱったりと行かなくなってしまった。あくせく働いていた頃は、山登りをして、気分転換していたのだ。それが今は毎日ゆっくり過ごしているため、その必要がなくなったのである。

こんなありきたりな変化も、このテストにかかれば、認知症の兆候ということになってしまう。

このテストが馬鹿げているのは、認知症が記憶障害であるという前提に立っているからだ。**「物忘れ」がひどくなったら認知症という考え自体が、すでに間違い**なのである。

認知症とは、その言葉通り、あくまで「認知障害」で引き起こされる病気だ。**物忘れは、認知症とは全く性質が異なる。**記憶障害が認知症を引き起こすわけではないのだ。

「記憶」と「認知」は、全く別の働きである。私たちはそこから認知症について、考え直さなければならない。

生活は「認知」の連続から成っている

「記憶」と「認知」は全く異なる——。こう言うと、たいていの人は納得してくれるだろう。

「記憶」とは何か？　説明するまでもない。それは忘れずに覚えていることを言う。

今から数十年前、ある疑獄事件で、国会の証人台に立たされた証人が、「記憶にございません」と返答し、一躍流行語になったことがある。

「記憶にない」とは、要するに「覚えていない」ということである。後に、彼は嘘をついていたことが露見《ろけん》し、偽証罪に問われてしまう。

このように「記憶」は、とてもはっきりした、わかりやすい言葉だ。

では、「認知」とは何か？　こう言うと、多くの人が、返答に窮する。「認知」という言葉が、「記憶」ほど明白でないのは、確かだ。

この言葉本来の意味を、まず理解しなければならない。認知症とは文字通り、「認知」という精神の働きに異常が現れた病だからである。

ところが、専門的に介護に携わる人でも、この言葉の意味をわかっていない人がほとんどだ。

これを正確に知らなければ、認知症のケアや治療などできるはずがない。わからないまま仕事にするなど、無責任もはなはだしい。私は認知症のケアが確立されていない原因は、ここにあると考えている。

「認知」とは、自分の置かれた「状況」を正しく把握し、行動に結びつけてゆく働きである。

私たちは、つねに「状況」の中にいる。一日の生活を考えると、「状況」は朝から晩まで、時々刻々とめまぐるしく変わる。私たちは、この絶えず変化する「状況」を、瞬間ごとにとらえながら生活を送っている。

例えば、朝、私が自宅のベッドで目を覚ますとしよう。その時、私はよほど寝ぼけていない限り、ここが自宅であり、横たわっているのがいつものベッドであるという「状況」を把握する。それから時計を見て、7時半であることを確かめ、ベッドから起きるという行動に移る。

このように文章にすると、長ったらしいが、実際は一瞬の出来事である。この一瞬に生じていることが、「認知」にほかならない。

それから私は洗面所に行き、洗面台の前に立つ。ここが自宅の洗面所であると「認知」し、歯を磨いたり、顔を洗ったりという行動に結びつける。

つまり、私たちは毎日の生活で、数知れぬ「認知」を行っているのだ。普通の生活は、正しい「認知」の連続により成り立っていると言っていい。

認知症になると、この精神の働きに障害が起きてしまうのである。

「慢性混乱症」という表現が的確

今年で80歳になる、認知症のTさん。

Tさんは2年前から、忘れっぽさがはなはだしくなり、言動に異常が見られるようになった。近所の病院で、「アルツハイマー型認知症」と診断され、内服薬による治療が始まった。

しかし症状は改善されないばかりか、よりひどくなった。

最近では、いつも夕方5時近くになると、落ち着きがなくなり、家の中をうろうろし、目につくものを手にとっては、その辺に置きっぱなしにする。奥さんが「どうしました？」と尋ねても、その言葉を理解してくれない。

夜になると、症状は一層ひどくなった。訳のわからないことを大声で言い、動きが激しくなって、雨が降っていても外に飛び出そうとする。奥さんが「もう夜だから」と言って止めようとしても突き飛ばし、全く言うことを聞いてくれない。

「認知」は、この場がどこかという「認識」、この場と自分の関係の「理解」、そして自分はどうするべきかという「判断」、この3つの要素から成り立っている。

Tさんは、3つのいずれか、もしくは、すべてに異変が起こっている。

ここがどこなのか。自分がなぜここにいるのか。そして、何をしたらいいのか——。これらがわからなくなっているのだ。

状況を正しく「認知」できないことは、必ず混乱を引き起こす。

状況は一瞬たりとも人を待ってくれない。何もしないという選択も含めて、必ず何らかの行動を求めてくる。

Tさんの意識は混乱しているため、選択をあやまり、その結果、異常な行動をとってしまうのだ。

これを先程の、朝起きた時の私と、比較してみよう。

私は目を覚まし、ここがベッドであると「認識」する。ここが自宅であり、いつも自分の寝ている所であると「理解」し、そろそろ起き上がろうと「判断」し、行動に移す。この場合は「認知」がうまく働き、正しい選択をしているから、私は異常な行動をとらず、普通の生活を送れるのだ。

欧米では、以前認知症を「慢性混乱症」と呼んでいた。私は、とてもいい言葉だと思う。病の実態を、うまく言い当てているからである。

何が「正常」と「異常」を分けるか

認知症とは、認知障害が引き起こす精神の混乱であるという視点に立つと、物忘れとの区別がとても明確になる。

例えば、Aさんが、隣の部屋に何か取りに行ったとしよう。しかし、そこに入ると、自分が何をしに来たのかわからなくなり、思い出そうとしたが、結局思い出せず、元の部屋に帰ってきた。

Aさんは、こう考える。

もしかしたら、自分は認知症ではないか——。Aさんだけでなく、こう考える人は少なからずいるだろう。

結論から言うと、これは認知症ではない。単純な物忘れである。

物忘れは、加齢による生理的なボケと言いかえてもよい。年をとると、肉体の衰えとともに、誰でもこうしたことは増えてくる。顔にしわが増えたり、髪が白くなったりするのと同じ、正常な老化現象である。眼鏡をかけたまま眼鏡を探したり、買い物から帰ってきて、冷蔵庫へ野菜と一緒に財布を入れたりするのも、このたぐいだ。

Aさんの例でいうと、隣の部屋が自分の家の一部であり、そこに目的の物が置かれているという「認識」をしている。自分がそこに物を取りに来たことも「理解」している。そして、忘れた物を思い出すため、しばらくそこにいる「判断」もしている。

Aさんの場合、「認知」の3つの要素、場の認識、関係の理解、行動の判断がすべて問題なく行われているので、認知症ではない。

もしAさんが、認知症ならどうなるか？

自分の家の隣の部屋にもかかわらず、

「ここはどこだ？　誰の家だ？」

「自分とは関係ない見知らぬ部屋だ」

「自分の家に帰りたい、帰らなければならない」

こんなふうに考え、部屋から部屋へ渡り歩いたり、外に出て行ってしまったりするだろう。

この中で正常と異常の区別がつきやすいのが、行動である。

Aさんの実際に取った行動、「忘れた物を思い出すために、しばらくそこにいた」は、そこが自分の家であることや、物を取りに来たが、それが何かを忘れたという状況にマッチしている。だから、Aさんは正常なのだ。

しかし、もし部屋を渡り歩いたり、外に出て行ってしまったりしたら、その場にマッチしていない。そのため異常であり、認知症ということになる。

つまり、**行動がその場にマッチしていれば、正常と言える。**

誰もが一過性認知症

老若男女を問わず、仕事や家庭生活で誰でもミスをすることがある。些細《ささい》なものから、取り返しのつかない大きなものまでさまざまだ。

料理の時、砂糖と塩を間違えたなら、作りなおせばいい。しかし、車の運転で、アクセルとブレーキを踏みちがえて、人をはねた場合、命が返って来ないこともある。

また、若い人がミスをすると、「ぼんやりしているからだ」ということで済む。しかし、高齢者だと、「ボケた」「認知症だ」とすぐに言われてしまう。

こうした誰でも犯すミスと、認知症の人のする間違いは、何が異なるのだろう？

あらゆるミスは、状況の誤認によるものだ。その意味で、正常な人も患者も、何ら変わりはない。私たちはまず、その事実を受け入れるべきである。

健康な人による「うっかりミス」は、ほとんどの場合、自らか、他人の指摘によって気付く。次からはミスをしないように用心するため、ミスは繰り返されないことが多い。つまり、私たちは誰もが一過性の認知症と言える。

この視点は、とても大事だ。

私たちは、認知症を患った人を、「おかしな人」「自分たちとは異質な人」と見がちである。

しかし、そういう非人間的な態度が、ただでさえ孤独な患者をより孤立させ、症状を放置したり悪化させたりするのだ。私はそういうケースを、これまでいくつも見てきている。

認知症は記憶や状況認識などの低下を言うのではない。物事を実行する際、そこに障害が起きて、はじめて認知症という。日頃慣れ親しんできた行為を、問題なく行うことができなくなるのである。

「うっかりミス」も、その点では認知症と同じだ。違うのは、一過的か継続的かという点である。

健康な人は、ミスをすると、次からはしないように自己修正を行う。しかし、認知症では、それが行われない。つまり、認知症は自己修正障害とも言える。

患者は状況の誤認を繰り返すうち、再発の注意を失い、自己修正できなくなってゆく。その頃言動は、状況によってさまざまで、適切だったり、その場にマッチしなかったりする。

ケアせず放っておくと、チグハグな言動は増え、ある種のパターンに発展する。この頃になると、状況にかかわりなく、ほぼ同じような言動が現れる。騒いだり、人をなぐったりする人は、いつも粗暴な行動をとるようになる。それとともに異常さも増し、周囲は対処に困るようになる。

その時期が過ぎると、患者は状況や外界との関係をすっかり断ち切り、自らを閉ざし、身動きさえとらないようになる。

こうした終末期の様子は、あらゆる精神疾患に見られるものだ。

なぜヤカンの空焚《からだ》きは起きるのか

認知症の初期によく起きる事故の一つに、ヤカンの空焚きがある。

お茶を飲むため、台所でヤカンに火をつけた。お湯が沸くまで、居間に戻ってテレビドラマを見る。見入っているうち、ヤカンを火にかけたまま、空焚きしてしまった。

こんなとき、多くの人は、ヤカンを火にかけていたことを「忘れた」と言う。しかし、その言い方は適切ではない。正しくは「不注意だった」と言うべきである。

「注意」には、ものごとへの集中、同時に複数のことに気を配る分配、一定の時間注意をはらい続ける持続の3つの要素がある。

注意の集中とは、1つのことに心を傾け、他は無視することである。その反対が散漫だ。

注意が集められず、ほかに散ってしまうことである。

たとえば車を運転中、歩道を歩いている若い女性に気を取られ、前の車に追突したとしよう。これは注意散漫だからである。

分配は、複数のことに、同時に注意を向けることだ。

空焚きの場合、ヤカンを火にかけていること、自分がテレビを見ていること、ドラマの内容、この3つに注意を分配しなければならなかったのに、ヤカンを火にかけていることに分配できていなかった。注意の分配に失敗したのである。

こう考えると、空焚きが、記憶障害ではないことがわかる。

記憶とは、過去についてのものである。きのうの晩ごはんや、旅行の思い出など、その対象は、常に過去のものだ。ところが、ヤカンを火にかけているのは現在である。テレビを見ているのも今だ。現在進行形のものに対する精神の働きは、記憶ではなく、注意である。だから空焚きは、注意障害なのである。ヤカンを「忘れた」のではなく、注意が抜けてしまった。つまり不注意なのだ。

「忘れた」という言葉ほど、便利なものはない。普通の忘却も、生理的な物忘れも、認知症も、すべて「忘れた」の一言で済んでしまう。

「認知症は記憶障害である」という間違った認識が広まった背景には、この「忘れた」という言葉の使われ方があるのではないだろうか。

食後の「ご飯、まだ?」は、忘れたからではない

「忘れた」という言葉が、認知症の実態を見えにくくする例は、ほかにもたくさんある。

認知症の症状の一つに、すでに食べたにもかかわらず、「ご飯、まだ?」と、何度も聞くというのがある。中には「うちの嫁はごはんも満足に食べさせてくれない、虐待だ」と怒るお姑さんもいるという。

これに対して、「ご飯を食べたことを忘れた」という解釈は間違いである。

我々を取り巻く状況は、人や物、場所のほかに、時間がある。「ご飯、まだ?」というのは、食べたことを忘れているわけではない。時間に対する認知に障害が起きているのだ。つまり、認知症のお姑さんの中では、時間は食前のまま止まっているのである。

私たちは時間を流れとして認識している。その中で「そろそろ昼食だ」「もうすぐ仕事が終わる」などと、無意識に感じているのだ。だから時計を見なくても昼になればおなかが空

くし、夜になれば眠くなるのである。

時間は流れであるという感覚は、子どもの頃から徐々に発達してゆくものだ。赤ん坊が昼夜に関係なく、眠ったりおっぱいを飲んだりするのは、時間感覚がまだ発達していないためである。その意味で認知症の時間感覚は、赤ん坊に近いと言えるかもしれない。

時間に対する認知障害が起きると、自分が時間の流れのどこにいるかがわからなくなる。食後に「ご飯、まだ？」と聞くお姑さんは、その典型である。

このように、ヤカンを火にかけていたのを「忘れた」、ご飯を食べたのを「忘れた」と解釈するのは、すべて誤りなのである。言葉とは恐ろしいものだ。「忘れた」と言ったとたん、すべて「記憶障害」で片付けられてしまう。

私たちはもっと認知症の現実を見なければならない。それを知らなければ、治療もケアもおぼつかないだろう。

認知症の意識は眠っている時のように暗い

注意と密接な関係のあるものに、「心的エネルギー」がある。これは、わかりやすく言えば、物事への興味や関心ということだ。

あるものに対して関心が高い（強い）、低い（弱い）と言ったりするように、関心には度合いがある。つまり、エネルギーとして、大小があるということだ。

定年退職した人が、今日の曜日がわからなくなることがある。会社に行かなくなったので、曜日によって出社したり休んだりすることがなくなり、関心が薄れたのである。曜日をしっかり「認知」していた頃は、そこへ心的エネルギーが向けられていた。しかし、その必要がなくなると、向けられなくなったのだ。

先程のヤカンの空焚きでいうと、テレビを見始めたとたん、ヤカンへの注意が断たれたのではない。テレビを見ているうち、ヤカンへの注意・関心が次第に薄れ、ついに無関心のレベルまで低下したのだ。心的エネルギーが徐々に小さくなったということである。

認知症の脱水では、このエネルギーが大きく失われる。ボーッとすることが多くなり、以前興味のあったことに関心がなくなる。前は、難なくこなせていたことが、注意散漫のためできなくなってしまう。状況を正しく「認知」できなくなるのだ。

意識はよく、舞台になぞらえて説明される。

照明が明るいと、ステージで何を演じているか、よくわかる。反対に暗いと、判然としない。真っ暗になると、上演しているかさえわからなくなる。

意識もこれと同じである。明るいとしっかり「認知」でき、暗いと「認知」できなくなる。

この意識の明るさを、覚醒水準という。そして、意識を明るくするものの一つが、心的エネルギーなのである。

意識は、ある程度目覚めていないと、働かない。眠っているとき、意識は明るさを失っていて、何もとらえない。自分のまわりに起こっている出来事を「認知」することは不可能である。目を覚まさなければ、状況はわからない。

覚醒水準が上がらないと、何かを「認知」し、そこへ向けて心的エネルギーを注ぐことができない。

つまり認知症では、覚醒水準が下がっていると言える。患者の意識は、眠っている時と同様、暗いのだ。

治すためには、覚醒水準を上げ、「認知」を正しく働かせればよい。そのための一番有効な方法が、水分を多くとることだと私は考える。

ほとんどの認知症患者は水不足で、脱水症状を起こしている。そのため心的エネルギーが失われ、覚醒水準が下がって、物事を正しく「認知」できないのだ。

家族を忘れることはありえない！

身内を誰かわからなくなるのも、よくある認知症の症状の一つである。
認知症の親に、「どちら様ですか？」と聞かれてショックだったという息子や娘は多い。毎日介護しているのに、「お前は誰だ？」と言われたら、やりきれない気持ちになるのは当然だろう。

しかし、本当に身内の顔まで忘れてしまうのだろうか？　それを記憶障害の一言で片付けられるのか？

結論を言うと、認知症で記憶が壊れることはありえない。確かに、数回会った人の顔がわからなくなることはある。しかし、それは年相応の自然な物忘れである。

長年生活を共にしてきた家族を「忘れる」ことはない。認知症の親は、息子を「忘れた」のではない。息子を「認知」できなくなっているだけだ。

物や時間と同じように、人に対する認知障害が起きているのである。

目の前にいるのが誰で、自分とどういう関係なのか「認知」できなくなっているのだ。だから相手に対して、どのように対応すればいいかわからない。その結果、他人行儀に「どちら様ですか？」と聞いてしまったのである。

なぜそんなことが起きるのか？　繰り返しになるが、それは覚醒水準が低いからである。「認知」は、しっかりと意識が覚醒してこそ成り立つものなのだ。

覚醒水準を上げるため、最も有効な方法が水を多く飲むことなのは、先ほど述べた通りである。**家族がわからなくなった本人に、水を多くとらせることにより、数日で再びわかるようになったケース**は、私が直接見てきた中でも、それこそ無数にある。

認知症だからといって、家族を忘れるはずがないというのは、私の経験から言っても明らかだ。

記憶は、脳の海馬が深く関係していると言われている。しかし、海馬が損なわれたら、記憶も壊れるのかという疑問の答えは、まだ出ていない。記憶の仕組みは、現代の科学をもっても、未だに解明できていないのである。

第二章　水の力が症状を消す

水をたくさん飲むと、顔つきがしっかりする

「高齢者は一日1500cc、1・5リットルの水を飲め」と、私はいつも口を酸っぱくして言っている。これを行うだけで認知症の症状は、著しく改善する。

私の主宰する、「認知症を治すケア研究会」で報告された例をいくつかあげると、

「一日に1500ccの水を飲むようになったら、顔つきがしっかりし、コミュニケーションもちゃんと取れるようになった」

顔つきがしっかりするのは、一番よくある改善例だ。認知症の人はぼんやりし、顔つきにしまりがなく、話しかけても反応の薄いことが多い。それが水分補給により、すぐに改善される。家族や介護者は、この変化でまず効果を実感することになる。

「体がしゃんとし、歩き方もしっかりしてきた。以前より転ぶことが少なくなった」

水分を多くとることは、姿勢や動きにも効果が表れる。覚醒水準が上がり、意識がはっきりするからだ。

介護施設でも、水分補給をきちんと行っているところは、転倒事故が少ない。逆に、あまり水をとらせていないところでは、事故も多い。つまり、利用者に水をちゃんと飲ませてい

るかどうかで、施設のよしあしを見極めることができる。

「介護スタッフにすぐ怒鳴り散らしたり、食ってかかったりする86歳の認知症の男性。女性スタッフは怖がって近寄らない人も多かった。なだめながら、この利用者に何とか一日1500ccの水を飲ませるようにしたら、いつの間にか粗暴さがなくなり、まわりの人と笑顔で話すようになった。『ここはいいところだね。あんたもあんまり職員さんに無茶を言いなさんなよ』と、逆に他の利用者をたしなめるようになった」

施設に来るようになったこの男性は、ここがどこなのか、目の前にいる人と自分がどういう関係なのかが、わからなかったのだ。場を「認知」できなかったのである。それを怒りという形で、外に向けていたのだ。男性は水分を多くとることで、覚醒水準が上がり、正しく「認知」できるようになったのである。

「82歳の認知症の女性。テーブルの上のナプキンやトイレットペーパーを集め、ポケットにしまい込む。時には、食べてしまうこともある。物集めや異食は、患者が孤独を感じていることから起きることが多いので、介護スタッフは、女性をスーパーマーケットやコンビニなどへの買い物に連れ出すことを考えたが、女性が応じず、できないまま3ヵ月が過ぎた。しかし、水分摂取量を一日1500ccに増やし、それが習慣化すると、物集めや異食の異常行動はなくなった」

女性は、水を十分とることにより、「これはどういうものなのか」「食べていいものか、そうでないか」が、わかるようになったのである。

水分補給をしっかり行えば、おのずと治る道は開けるのだ。

逆に、水分補給をしなければ、治癒はどんどん遠ざかってしまう。また、一度治っても、補給を怠れば、症状がぶりかえすことになる。

認知症の人を「普通の人」に戻したいと思うなら、まわりはとにかく水分補給に努めなければならない。

命が、水を必要とする理由

人が生命を維持するため、最も必要なのが「水」だ。

人間の体は、子どもで体重の75パーセント、成人では60パーセント、高齢者になると50パーセントが水でできている。

老化とは、水を失ってゆく過程である。体の水分量は、年とともに減っていく。命が終わりを迎えるとき、人は水を必要としなくなる。植物が枯れるように、体から水が失われ、死んでゆくのだ。

あらゆる生命は水に依存し、乾燥に弱いという弱点を持っている。

なぜ私たち人間も含めた生物は、水がなくては生きていけないのか？　それは生命の始まりが、海にあるからだ。

私たちの遠い祖先は、約40億年前の浅い海の中で誕生した。

海は穏やかな環境で生物を包み、水中にいるだけで必要な栄養素やミネラルを与えてくれる。何億年もの間、生物は水の中でしか生きられなかった。生命を育んだ海とは異なり、陸は過酷な死の世界だったからだ。

約3億6000万年前、植物が海から陸への上陸に成功する。「生物」が海から陸に上がるまで、30億年もの長い年月が必要だった。それは、太陽から降り注ぐ強烈な紫外線が、生物にとって非常に有害だからである。

紫外線をさえぎるのは、上空のオゾン層である。オゾンは酸素が紫外線に触れ、化学変化することで生じる。海や淡水に生息する藻類《そうるい》は、光合成で作り出した酸素を空中に吐き出す。オゾンが作られるためには、まず酸素が必要だったのである。気の遠くなるような時間をかけて、オゾンはゆっくりと大気を満たしていった。30億年間、生物はオゾン層の完成を待ち続けていたのだ（近年、オゾンホールなど、フロンガスによるオゾン層の破壊が問題になっているが、それは陸で生物が生きられない頃への逆戻りを意味している）。

こうして、紫外線という問題はクリアできた。しかし、生物が陸に上がるためには、もう一つ解決しなければならない大きな課題があった。それが「水」である。水のない陸地で、生物は生きてゆくことができない。

そこで、生物は自らの中に「海」を作るという発明をした。体の半分以上を水で満たすことで、初めて陸での生活が可能となったのだ。水は、命のスープなのだ。

これが、人間の体の半分以上を水が占めている理由である。

しかし、それと引き換えに、陸の生物は、乾燥に弱いという性質を持つことになった。樹木は水の少ない秋冬は葉を落とすなどして休眠し、アフリカの動物たちは乾季になると、水を求めて命がけの大移動をする。

水を飲まなければ、どんな頑丈《がんじょう》な人でも4、5日で死んでしまう。お坊さんが断食《だんじき》で、水だけは飲むのはこのためだ。

水はまさに生命を支配しているのである。

水がないと、体は作れない

水は体の中で、重要な役割を担っている。

人間の体の半分以上を占める水のうち、6割が細胞の中にある。残り4割は血液や体液など、細胞の外だ。

細胞は、私たちの体を構成する一番小さな単位だ。我々の体は、約60兆個もの細胞が集まってできている。細胞の中身は、7割が水である。細胞もまた、水がなければ生きていけない。

細胞とは何か？

簡単に言うと、「たんぱく質製造工場」である。

細胞の中には細胞核という司令塔があり、そこで遺伝子の情報に沿ってたんぱく質の設計図を書いているのがDNAだ。

私たちの脳、内臓、骨、筋肉、皮膚、毛髪、爪などはすべてたんぱく質からできている。たんぱく質は、細胞によって作られる。

例えば、私たちが夕食に松阪牛のステーキを食べたとしても、それがそのまま体の一部になるわけではない。牛や豚、魚などのたんぱく質を食べても、体の中では、人間用のたんぱく質が作られる。胃で消化吸収された食べ物は、「たんぱく質分解酵素」によって、腸でアミノ酸に分解される。アミノ酸は血液に乗って各細胞に運ばれ、そこで人間用のたんぱく質に組み立てられてゆくのだ。

その過程で必要なのが、「水」である。牛肉や豚肉など、食べ物として体に入ってきたたんぱく質の分解作業は、水がなくては成り立たない。これを生化学の言葉で、「加水分解」と呼ぶ。

つまり、水がないと、人間の体は作れないし、再生もできない。

体の中にある水分の代表的なものと言えば、血液だ。およそ体重の13分の1、約8パーセントが血液である。体重50キロの人の体の中では、4000cc の血液が流れていることになる。

人間の体中を走る血管の距離の合計は、約10万キロメートル。なんと、地球を2周以上する計算だ。心臓を出た血液は、体中の血管を走り、約50秒でまた心臓に戻ってくる。血液は、秒速40〜50メートル、時速180キロメートルというものすごい速さで、栄養素や酸素、炭酸ガス、熱を体中に運んでいるのである。

水はまた、体液の酸性・アルカリ性の調節も担っている。人間も含め、動物は、生命活動を営んでいると、体が酸性に傾いてしまう。酸性度がpH6・8まで上がると、細胞は死ぬ。逆にpH7・8までアルカリ性に傾いても、生きてゆくことができない。我々の体は、水によってpH7・3からpH7・4の間という、非常に狭い間で調整されているのである。

尿と便が混じりあうと、非常に強いアルカリ性になる。オムツをしている高齢者のお尻に、オムツかぶれが起こるのはそのためだ。

なぜ一日1500cc飲まなければならないか

「体の半分以上は水」と言うと、水風船のように体内に停滞しているイメージを持つかもしれない。しかし、水はぐるぐると体内を巡り、水しかできない働きをしている。

また、体を維持するためには、どうしても捨てなければならない水も出てくる。不要物を浄化し、リサイクルするのも、水の大切な役割だ。特に汗をかいたり、運動をしたりしなくても、生きているだけで、体からは一日約2400〜2800ccの水が出てゆく。

体から出る水のうち、約1500ccが尿だ。腎臓でこされた老廃物は、水分と一緒に尿として捨てられる。尿が出ないと体内に毒素が溜まり、尿毒症になってしまう。

水の出入り

【出】	【入】 (cc)
尿	飲水
1500	1500
不感蒸泄※	食事
700 ～ 1000	700 ～ 1000
便	燃焼水
200 ～ 300	200 ～ 300

※呼吸（呼気）の水分を含む
（竹内孝仁　全国老施協・自立支援介護ブックレット「水」より）

呼気や皮膚からの蒸散もある（不《ふ》感《かん》蒸《じょう》泄《せつ》）。細胞は、代謝の過程で38度の熱を発生させる。そのままでは体がどんどん蓄熱《ちくねつ》して熱くなってしまう。不要な熱を捨て、体温を保つために、水が使われているのだ。ベッドに寝ているだけでも、皮膚の表面からは水が湯気となって立ち上っているのである。24時間で約７００～１０００ccが体外に排出される。

さらに便の中にも、形を整えるため、およそ２００～３００ccの水が含まれている。

一日でこの３つを合計した、２４００～２８００ccもの水が出てゆくのだ。

失われた分は、補給しなければならない。細胞の中でエネルギーが燃えると、水と炭酸ガスが発生する。おのずと生まれるその水（燃焼水）が２００～３００cc。魚、肉、ご飯や味噌汁など、食事に含まれる水分は、平均７００～１０００cc。三度の食事だけでは、水分は不足してしまうのである。

残り1500ccは、お茶や水、ジュースなどでとらなければならない。

水分を1～2パーセント失うと、意識に障害が起こる。体重50キロの高齢者の場合、250～500cc、つまり、小さなペットボトル1本分の水が欠乏しただけで、意識障害が起きてしまう。**ただでさえ水分の少ない高齢者は、成人より脱水を起こしやすい**と言える。

おじいさん、おばあさんがぼんやりしている時は、水分が不足し、意識障害が起きている可能性が高い。正しい知識を持っていれば、「水が足りていないんだな」とすぐに水分をとらせることができる。

高齢者が脱水を起こしやすいのは、若い頃に比べ、筋肉が落ちているからだ。体の組織で一番水分を蓄えるのは、筋肉である。筋肉は、グリコーゲンという糖質をエネルギー源として蓄えている。グリコーゲンは水とともに貯蔵されるので、筋肉が多いほど、水分も多くなる。年をとると、筋肉が萎縮したり、脂肪にとってかわったりする。そのため、水を蓄えにくいのだ。

乳幼児も筋肉が少ないので、脱水を起こしやすい。乳幼児が風邪をひき、熱を出すと、小児科の医者は、「水をちゃんと飲ませてください」という。これに比べると、**高齢者も脱水を起こしやすいことは、よく知られていない**のが現状だ。

また、高齢者は腎機能が低下し、濃縮力が落ちるため、老廃物を排出するのにたくさんの水分を必要とし、尿の量が増える。基礎代謝も落ちるため、燃焼水が減る。

高齢になると、感覚機能が落ちるため、のどの渇きを感じなくなる。若い頃はあまり飲まなかったため、習慣から飲まない人も多い。認知症の人に限らず高齢者は、普段から水分を多くとるよう心がけるべきだ。

熱中症と認知症はよく似ている

水には、体温を保つというとても大事な働きがある。

我々の体温は、35・0～37・0度という、非常に狭い範囲に設定されている。体温が35度まで低下すると、方向感覚がなくなり、30度まで下がると無感覚になる。痛みもかゆみも感じなくなるのである。そして27度まで下がると死ぬ。雪山で亡くなる人は、凍って死ぬのではない。低体温で死んでしまうのだ。

体温は高くてもいけない。37度で意識がおかしくなり、行動に異常が出てくる。42度を超えると細胞が壊れ始め、45度で完全に死んでしまう。風邪で発熱した時など、自分でもびっくりするくらい汗をかくことがある。これは熱を下げようと、体が水を放っているのである。

記録的猛暑だった2010年の夏、全国で5万4000もの人が熱中症で救急搬送された。そのうちの1718人は、不幸にも亡くなってしまった。搬送された人のうち、約半数が、65歳以上の高齢者だったという。

熱中症は、汗などで体内の水分が失われることにより起こる。つまり、脱水を起こしているのだ。認知症と、まったく同じである。

5パーセント（1250cc）の水が失われると、運動機能が低下し、足元がおぼつかなくなる。ちょっとした距離でも、移動することが難しくなってしまう。

7パーセント（1750cc）水分が不足すると、誰でも幻覚が見えるようになる。認知症の人で幻覚がある場合、認知症の症状なのか、熱中症の脱水なのか、判断することは難しい。「天井に顔がいっぱいある」と言った認知症のおじいさんに対し、家族が「また、

水分欠乏

1～2%	意識障害
2～3%	発熱、循環機能に影響
5%	運動機能（特に耐久力）低下
7%	幻覚の出現
10%	死亡

（竹内孝仁　全国老施協・自立支援介護ブックレット「水」より）

おかしなことを言っている」と取り合わなかったばかりに、熱中症で亡くなってしまったという例もある。

そして10パーセントの水分欠乏で人は死ぬ。体重50キロの高齢者の場合、2500cc、洗面器1杯分の水分が足りなくなるだけで死んでしまうのだ。夏場の暑いときに熱中症で亡くなるのは、この10パーセントの水分欠乏が原因なのである。

恐ろしいことに、熱中症の場合、最初に意識障害が起こる。もしも農夫が1人で畑を耕していて、熱中症で倒れてしまった場合、人に助けを求めることができない。意識を先にやられているため、事前に体の不調を感じないのだ。そのため、熱中症は死亡率が非常に高い。たかが水分と侮《あなど》ってはいけない。熱中症はとても恐ろしい病気なのである。

「眠るように息を引き取った」は脱水のせい

水が不足すると、体にはどのような変化が起こるのだろうか？

2〜3パーセント（500〜750cc）不足すると、発熱が起こり、循環機能に影響が現れる。

体では、細胞の中で発生した熱を捨てるために、水が使われている。水が不足すると、熱を外に出すことができず、蓄熱が起こって、熱が出始める。脱水の兆候として「微熱」が挙げられるのはこのためだ。

高齢者の場合、普段の体温が低いため、36・5度を超えたら発熱だと考えてよい。特に**認知症の場合、36・5度ぐらいですでに脱水を起こしている**と見て間違いない。

放っておくと、循環機能に影響が出てくる。水分が減り、血液がどんどん濃縮してゆくのだ。つまり、血液がドロドロになる。血の循環が悪くなり、最悪の場合、脳梗塞などが起きてしまう。

水不足により血がドロドロになることは、特に高齢者の場合、非常に危険である。

高齢者は、よく明け方に脳梗塞を起こすことがわかっている。朝早く、トイレに行こうとしても体が麻痺《まひ》して動かない。朝、なかなか起きてこないので、家族が様子を見に行くと、意識を失っていることがある。それは水不足が原因である。寝ている間にも、呼気などにより、体からどんどん水分が出てゆく。眠っている時は水を飲むことはできないため、ちょうど明け方に最も水分が少なくなる。その時刻が一番危険なのだ。

「夜寝る前にコップ1杯の水を飲め」と言うが、これはとても大事なことだ。睡眠中、水分は減る一方だから、あらかじめ補給しておくということである。

認知症では、昼間はボーッとしていて、夜になると騒いだり暴れたりするケースがよくある。原因は、日中とる水の量が少ないからだ。

食事したり歩いたり、日中体を動かす時間が増え、それに見合う水分補給が行われないと、水分のバランスは次第にくずれてゆく。そのため、夕方から夜にかけて最も水分が欠乏し、脱水状態になって、意識がおかしくなる。それが異常行動として現れるのだ。

夕暮れ時、認知症の人が不穏になるのを、「たそがれ症候群」と呼ぶことがある。夕闇の迫る頃は、なんとなく人を不安にさせる。しかし、患者に十分水を飲ませると、そのようなことはなくなる。

また、高齢者の場合、意識障害から傾眠状態になることがよくある。まわりが何を言っても反応が薄い。呂律《ろれつ》が回らなくなり、まわりが話すのをやめたとたん、すぐに寝入ってしまい、そのまま昏睡状態に陥ってしまうのだ。そういう状態で脱水を放っておくと、大体3日ほどで亡くなってしまう。

昔の人は、最期は大体脱水で亡くなった。よく「眠るように息を引き取った」というが、それは脱水が原因である。

脱水になると、最初に意識がなくなり、昏睡状態になる。傍目《はため》には眠っているような状態のまま、ゆっくりと臓器の機能が止まってゆくのである。

水を飲ませる工夫も大事

認知症は、水分を多くとれば治る。しかし、本人が素直に水を飲むかといえば、飲まないこともある。

家族が水やお茶を持って行っても、「いらない」「そんな気分じゃない」とすげなく断られてしまう。家族がやきもきして、「飲めば治るのに、何で飲まないの？」と責めても、何の解決にもならない。

こんな時、どうすれば飲ませることができるか？

効果的なのは、**体が水分を要求しているタイミングで、飲み物を出す**ことである。

最もいいのは、朝の起き抜けだ。

本人があまりのどの渇きを感じていなくても、朝、体は水分を要求している。「さっぱりしますよ」などと言って、水やお茶、牛乳などを出せば、自然に手が伸びるはずだ。

飲み物を入れるのは、小さな容器ではなく、大きなグラスやすし屋で使われているような大振りの湯飲みがよい。残している時、「もったいないから、全部飲んじゃって」と促《うなが》せば、多くとらせることができる。

家族が一緒に飲むとさらにいい。「行動感染」といって、人は他人の行動に釣られる習性があるからだ。

朝、コップ1杯の水を飲むことは、便秘解消や肌荒れ、ダイエットにも効果的であるという研究結果もある。起き抜けの水は、本人にも家族にもいいこと尽《ず》くめなのだ。家族で朝の水分補給を習慣にしてみてはいかがだろうか？

また、運動した後は、誰でも水が飲みたくなる。汗をかくような激しい運動でなくても、少し動けば気分も変わるし、自然にのども渇く。

朝、起き抜けに1杯、それからトイレに行ったり、顔を洗ったりして食卓に着いたらもう1杯飲む。**「動いたら飲む」を習慣にする**のだ。

テーブルにはポットを常備し、外出の際はペットボトルや水筒を必ず持っていく。夜、寝る時は枕元に何か飲み物を置いておく。**手の届くところにいつも飲み物があるようにすればいい。**飲みやすくするため、ストローを活用するのもいいだろう。

2～3ヵ月で、驚くほど認知症の症状がよくなるはずである。「お父さん、最近調子いいね。何でよくなったかわかる？」と粘り強く言って、本人に水の大切さを納得させればなおいい。**よくなっていることを本人が自覚できれば、自分から水を飲むようになる**ことも多い。

飲み物は何でも利用すればいい

飲むのは、水道水やミネラルウォーター、お茶に限定する必要はまったくない。水とお茶の繰り返しでは、本人もうんざりしてしまう。

コーヒー、紅茶、中国茶、ココア、牛乳、ジュース、スポーツ飲料、サイダー、コーラ、カルピス、ヤクルト……。こうしてみると、私たちのまわりには、ずいぶんたくさんの飲み物がある。これらはすべて、水分補給に利用できる。

本人が以前から好きなものを多く飲ませるのもいいし、目先を変えて飲んだことのないものを飲ませるのもいい。

ビールなどのアルコールはどうだろう。これは酒好きには悩ましいところだが、水分補給にはならないと考えるべきだ。アルコールは利尿作用があるため、その時は水分補給になっても、尿が多くなり、結果的にマイナスになってしまう。私たちが二日酔いになるのは、脱水とアルコール分解による低血糖が原因である。患者の体内でも、これと同じことが起きる。つまり、アルコールを飲むと、それだけ余計に水分補給をしなければならないということだ。

水分には、「飲む」ばかりではなく、「食べる」ものもある。私が以前から勧めているのが、寒天ゼリーである。

市販の寒天パウダーをお湯に溶き、果物などを入れて、おやつとして食べるのだ。ゼリーは胃の中で水分を放出し、残りの成分は食物繊維なので、便秘対策にもなる。内訳はほぼ100パーセント、水分である。飲み口付きのパックに入ったドリンク・ゼリーももちろん水分補給になる。

果物は、スイカのように水分を多く含んでいるものでも、カウントしない。味噌汁やスープも、意外に具が多いので、合計には入れない。味噌汁は、地方によっては具ばかりで、汁がほとんどないところもある。

水分の量を知るために、普段使っている湯飲みやコップはおよそ何ccか、量っておくと便利だ。1杯の量がわかれば、一日でどれぐらい飲んだかがわかる。計量カップを用いてもいいし、料理用のハカリで、容器の重さを引いて量ってもいい。

一日1500ccというのは、あくまで目安である。もっと飲んでも、かまわない。**薬と違**

い、**副作用がないのが水のいいところだ。**１５００ccでは改善されず、２０００ccにすると、よくなることもある。**多くとればとるほど、それだけ症状も改善する**と考えていい。

頑固な人でも、集団だと飲む

中には、いくら家族が頼んでも、頑《がん》として飲もうとしない人もいるだろう。そんな場合でも、他人から言ってもらうと、案外素直に飲むものだ。

例えば、デイサービスでは、必ずお茶の時間が設けられている。

デイサービスとは、日帰りでデイケアセンターに行き、入浴や食事、軽い体操やレクリエーションなどのサービスを受けるものだ。たいてい、車の送迎がある。外出することで本人のリフレッシュにもなるし、家族も介護から解放されて休むことができる。

集団の中だと、相当頑固な人でも指示に従うものだ。逆に、１人だけ飲ませようとすると、まず失敗する。

私の長年の友人でもあるＨさんは、凄腕《すごうで》と評判のケアマネージャー（ケアマネ）だ。ケアマネとは、介護が必要になった人と、介護サービスの橋渡しをする、在宅介護支援のリーダー的存在である。

ケアマネは本人の状態、家族の現状などを理解したうえで、介護サービス計画（ケアプラン）を作成する。デイサービスやショートステイなどの介護サービスは、病院のように直接施設に行って受けられるものではない。各種介護サービスを受けるためには、まず、ケアマネにケアプランを作成してもらう必要があるのだ。

ケアマネはケアプランを作成するために、必ず患者の自宅を訪問する。Hさんは高齢者の顔を見るだけで、水が足りているかどうかわかるという。

ある認知症のおじいさんの自宅を訪問した際、Hさんはピンときた。「お水は飲んでいますか？」と家族に尋ねると、案の定、あまり飲みたがらないと言う。

「お水を飲めば認知症の症状が取れますから、当面毎日デイサービスに行くことにしましょう」

家族は半信半疑だったが、おじいさんが少しでもよくなればと、提案を受け入れた。

デイに毎日通う利点は2つある。まずは、本人が環境に慣れやすいということ。毎日となれば、おじいさんもすぐに慣れて、環境不適応を起こしにくい。

また、デイでは、職員がきちんと頼んだ量の水を飲ませてくれる。家で家族といるよりも、はるかに多い水分をとれるのだ。デイではみんなと一緒にお茶を飲む機会も多い。それに体操などで体を動かすから、自然にのども渇くのである。

　1週間後、おじいさんの症状は、家族も驚くほど改善した。

ドロドロ血液がボケを引き起こす

　ここで、脱水がなぜ、認知症の症状を引き起こすかをまとめておこう。

　脱水は、2つの面で悪い影響をもたらす。一つは体の活動力、もう一つは意識である。

　脱水は、まず「元気がなくなる」という兆候で現れる。介護を必要とする人だと、日常動作ができにくくなり、介助量が増える。起き上がることはできていた人も、手助けがないとできなくなるのは、その典型だ。

　「元気がなくなる」という状態は、すでに軽い意識障害を伴っている。体の動きが鈍いということは、「ぼんやりしている」ということだ。

　現実から遊離した精神状態が、そのまま続くかというと、そうではない。意識障害は急速に進み、その日の夜に、せん妄や徘徊《はいかい》、不穏などを引き起こすことが多い。

　脱水というと、人は、鈍い動作や焦点の定まらない意識など、低いテンションを想像しがちである。しかしそれは、正確ではない。意識障害が進むと、興奮や粗暴など高いテンションを引き起こす。むしろ、そのことに注意すべきだ。

家族など周囲が何より困るのは、高いテンションによる異常行動である。水分補給は、これを治すのに、とりわけ効果を発揮する。1日か2日で、症状が消えてしまうことも珍しくない。

意識障害は、脳循環が悪くなることで起きる。脱水になると、水分が減ることで、血の量が減る。血そのものにも粘り気が出て、いわゆるドロドロ血液になる。

年をとると、誰でも脳の血管は硬化する。量と質の低下した血が流れることで、脳循環が著しく悪くなるのだ。その結果、脳の機能は落ち、さまざまな症状が現れる。

脱水は、「認知」の土台にある意識を侵す。認知症の予防とケアに、何よりまず水の十分な補給をと私が言うのは、そのためだ。とりわけ脱水が高齢者ケアの場で多く見られ、見逃されがちなのも憂慮される。

認知症対策は、水に始まり、水に終わる。今患っている本人や家族、介護者だけでなく、心配な人は、これをよく心得てほしい。

第三章　体調をよくすれば、認知症は治る！

認知症が治ったら、もう介護はいらない

認知症が治ったら、どうなるか？

当たり前だが、普通のおじいさん、おばあさんになるのである。多少生理的なボケがありつつも、日々を穏やかに過ごし、他人の手を煩《わずら》わせることなく、好きな場所に出かけ、したいことができるようになる。もう介護はいらないのだ。

年をとれば、当然体のいたるところにガタが来る。耳は遠くなるし、目も悪くなる。行動も若い頃のように機敏にはいかない。しかし、それでもトイレや風呂、食事や着替えなどが、自分でできるようになる。つまり、「自立」しているということだ。

認知症ケアの目的とは、お年寄りを「自立」させることである。

人間は、身体、精神、社会の3つの要素からできている。

WHO（世界保健機関）は、「健康」を身体的に病気がないだけでなく、精神的かつ社会的に良好な状態と定義している。

身体だけでは、「健康」と言えないように、自立も身体的、精神的、社会的すべてを満たしていないと、「自立」とは言えない。

「身体的自立」とは、自分のことが自分でできることを言う。それは、成長に伴うものだ。親が何でもしてあげていた幼年時代から、子どもは徐々に自身で身の回りのことができるようになってゆく。

「精神的自立」とは、自ら考え、主体性を持って行動することである。これは自我の芽生える思春期からはじまり、青春期にかけて育まれてゆく。

「社会的自立」とは、成人し、職に就くなどして、社会人になることを指す。それに伴い、対外的な責任を負うことになる。

認知症の人の多くは、人生の長期にわたり、身体的、精神的、社会的に自立した生活を送ってきた。認知症の人に欠けているのは、身体的な自立だけなのである。日常動作を取り戻しさえすれば、元通りの生活が送れるのだ。

日常動作を取り戻すためのケアの基本は、『水、メシ、クソ、運動』である。この4つのケアがされていなければ、どんな治療をしても意味がない。同時に、この4つをきちんとすることが、最高の治療だと私は考える。

例えば、ティッシュや花など、食べ物以外のものを口に入れてしまう場合、家族は、「どうしたら異食を止めさせることができるか」というほうばかりに目を向けてしまう。

そこで基本に沿って、水分をたくさんとらせるようにしてみると、不思議なことに、治ってしまうケースが非常に多いのである。

しかし、よく考えると、『水、メシ、クソ、運動』は、あらゆる人の健康のために欠かせない要素だ。

水分をちゃんととり、栄養ある食事をし、適度に運動をして、規則正しい便通があること。これが大事であることは、赤ちゃんからお年寄りまで一緒である。

また、近年問題になっている生活習慣病の対策も、結局は『水、メシ、クソ、運動』が基本といえる。

4つの要素は、お互いに影響し合う。水分が足りないと、食欲も落ちてしまう。食事量が減ると力が出なくなり、運動が面倒になる。運動量が減ると便秘がちになり、排便に支障をきたす。悪循環になるのだ。

『水、メシ、クソ、運動』はからみ合いながら、ひとつの輪を作っているといえる。

4つのケアをきちんと行うと、お互いがいい影響を与え合い、精神も肉体も健康になる。

認知症の人は認知障害が治り、高血圧症の人は血圧が正常になり、肥満の人は適正な体重になるのだ。

「そんな簡単なことで認知症が治るわけがない」という意見もあるだろう。多くの人は、もっと脳科学的な、小難しい答えを期待するかもしれない。

「コロンブスの卵」という言葉がある。コロンブスが大陸発見のたとえとして、卵の尻をつぶして立てて見せたとの逸話から、誰にもできそうなことでも、最初に行うことは難しいという意味だ。簡単なことでも、最初に実行するのは困難であり、思い切った発想の転換が必要なのである。

『水、メシ、クソ、運動』とは、長年認知症と向き合い、悪戦苦闘してきた私の、逆転の発想にほかならないと自負している。

尿失禁は水を飲めば止まる！

認知症の症状の一つに、尿失禁がある。

しかし、これは認知症に限ったことではない。

年をとると、思わぬときに尿が漏れてしまうことがある。咳《せき》やくしゃみをしたときや、重い荷物を持ち上げたときに、尿が少し出てしまうのは、ある年齢になれば、誰にでも起こりうることだ。突然尿意に襲われ、トイレまで間に合わず漏らしてしまうこともある。60歳以

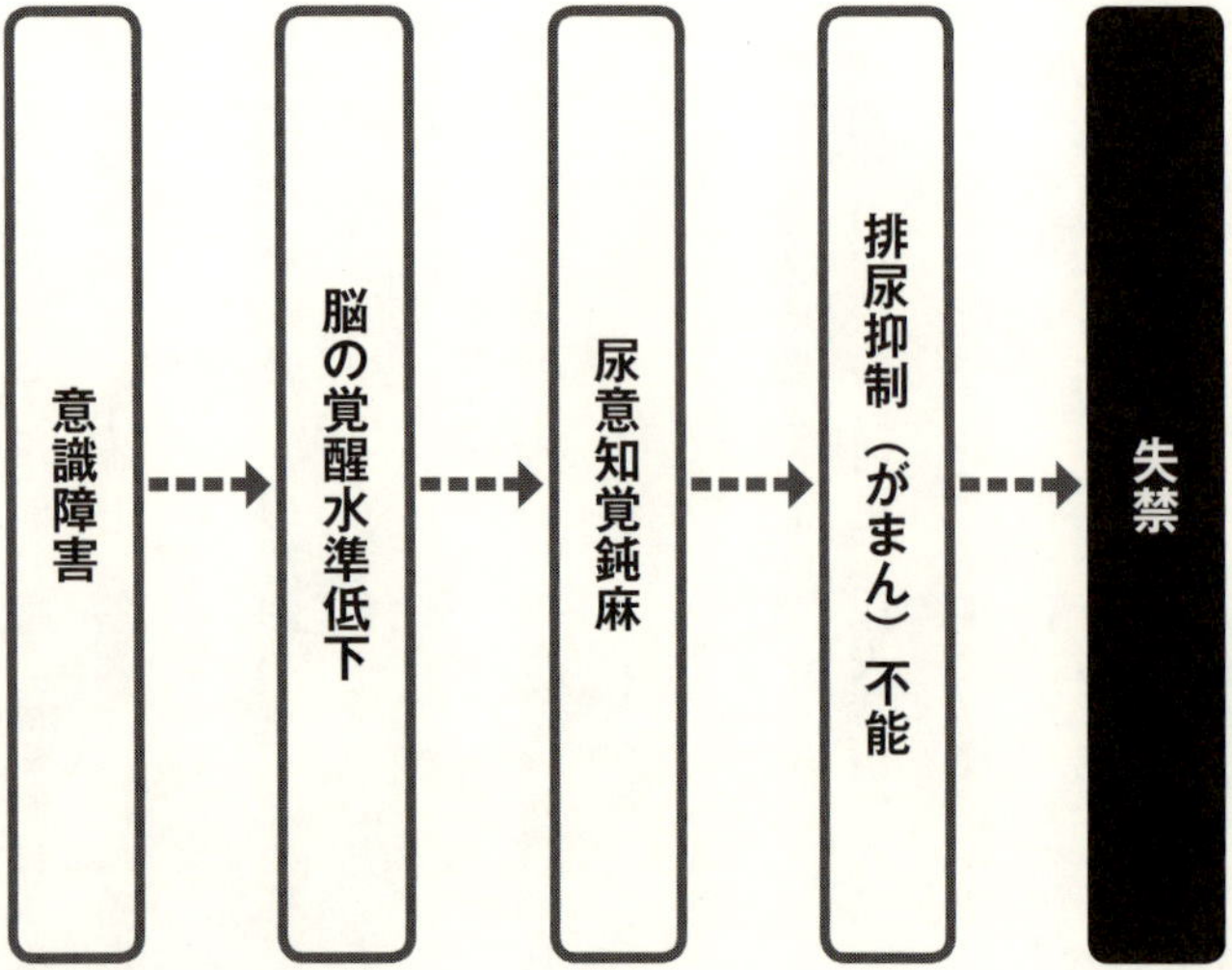

上の高齢者では、50パーセント以上が尿漏れを経験しているという。

年をとったら誰でもあるとはいえ、尿失禁が快適な日常生活を脅《おびや》かすのは間違いない。また、恥ずかしさから、誰にも相談できずにいる人も多い。

なぜ尿を漏らしてしまうのか？ 矛盾するようだが、それは水が足りていないからである。

尿漏れは「水」で治る。**尿失禁するからといって水分を控えるのは、逆効果なのだ。対策は、水をたくさん飲むことである。**

尿失禁は、脳の機能が十分に働いていないことで起こる。

我々は普通、膀胱《ぼうこう》に尿が溜まっても、排尿

のタイミングが来るまで、括約筋を締めて出さないようにしている。脳から尿を出せという指令が来たときだけ、括約筋をゆるめ、排尿するのだ。括約筋は、脳の指令で動いているのである。

水分は、覚醒水準に直結している。

覚醒水準が低く、ぼんやりした状態では、括約筋の統制がきかず、膀胱に溜まった尿は、反射的に外に出てしまう。つまり、意識レベルが低いと、大脳からの「我慢しなさい」という指令が途絶《とだ》えてしまうのだ。子どものおねしょも、これと同じである。寝ぼけて漏らしてしまうのだ。水をたくさん飲めば、意識レベルが上がり、括約筋のコントロールがうまく働くようになる。

２００９年から富山市では、高齢者の認知症や脳梗塞を予防するため、一日１５００ccの水分摂取を目標とする「みんなで取り組む水のみ運動」を行っている。これは、私の呼びかけによるものだ。私は富山市の介護予防推進委員会の委員長をしており、介護保険で行われる介護予防やパワーリハビリテーションなど、さまざまな事業にかかわっている。

富山市は高齢者の活動が盛んで、市内に６９５もの老人クラブがある。市役所も、「長寿福祉課」という高齢者に特化した課を設けているほどだ。

自治体がこのような運動に取り組むのは、珍しい。「外出時にはペットボトルや水筒を持ってゆく」「いつでも飲めるようテーブルにポットを常備する」などと記したパンフレットを作り、地域の介護予防推進リーダーらに配ってもらって、市民に参加を呼び掛けている。参加者は各自が目標の水分量を決め、3ヵ月間記録する。

水のみ運動の結果を聞いたところ、「食欲が出た」「体調がよくなった」などの感想が多く、2010年の猛暑でも、富山市は脱水症状になる高齢者が少なかった。

また集会で、夜トイレに行く回数を参加者に聞いたところ、増えた人は、約800人中たった2人だった。

運動すると、夜トイレに行かなくなる

認知症の場合、異常行動だけでなく、夜の尿失禁のため、家での介護をあきらめてしまう家族はとても多い。パジャマや布団まで濡れてしまうため、負担が大きいからだ。在宅復帰のためにも、介護士は夜間の尿失禁には気を使う。

老人ホームに入居している高齢者は、おしなべて昼間の排尿の回数が少ない。その分、夜の回数が多くなる。夜中に何度もトイレに起きたり、おねしょをしたりしてしまうのだ。こ

れでは介護する側も大変だし、本人も睡眠不足になってしまう。

なぜこのようなことが起こるのだろうか。それは年とともに、血液を循環させる力が衰えてくるからだ。

血液は二つのポンプによって、全身を巡っている。

よく「ふくらはぎは第二の心臓」と言うように、筋肉には心臓と同じく、血液を押し出すポンプの役割がある。運動することで筋肉は活動し、よく収縮する。そして、筋肉の中の血液が、しっかり押し出される。

私たちが、日中立ったり歩いたりするとき、血液は重力に逆らうように上下に巡っている。しかし、年をとると心臓の力も弱くなり、筋肉も痩せてくる。ポンプの働きが落ち、十分に血液を回せなくなるのだ。

高齢者の脚がむくみやすい理由はこれである。血の循環が落ちて、水分が滞《とどこお》ってしまうのだ。

高齢になると、誰でも夜お手洗いに起きるようになるのは、血の循環の悪さが原因なのである。

夜のトイレの回数を減らすためには、起きているうちに尿を全部出してしまえばよい。つまり、腎臓に流れる血液の量を増やすことが大切なのだ。

そのためには、運動が一番である。運動をすると、血液の循環が活発になって、腎臓を流れる血の量も増える。腎臓は血液の中の老廃物をこして、尿として捨てているのである。簡単に言うと、腎臓を流れる血液の量が多いほど、たくさんの尿が作られる。**運動すると、血の巡りがよくなって尿が多くなり、夜に持ち越す量が少なくなる**ということだ。

夜、横になると、重力の影響がなくなる。運動をしないと、残った多量の水分が体の中を自由に動き始める。その結果、夜の排尿の回数が増えてしまうのだ。

水をたくさん飲むと、ぐっすり眠れる

尿失禁対策に水が有効なのは、昼間の意識レベルを上げるためだけではない。**水を十分とることは、夜の睡眠を深くし、質を高めてくれる。昼間覚醒水準が上がることで、活動性が上がり、その分夜はぐっすり眠れるのだ。**

これは、特別養護老人ホームのケアでわかったことである。

水分ケアをきちんと行っている優秀な特養では、夜のナースコールが少ない。鳴ったとしても、「トイレに行きたい」という通常の介助を求めるものだ。

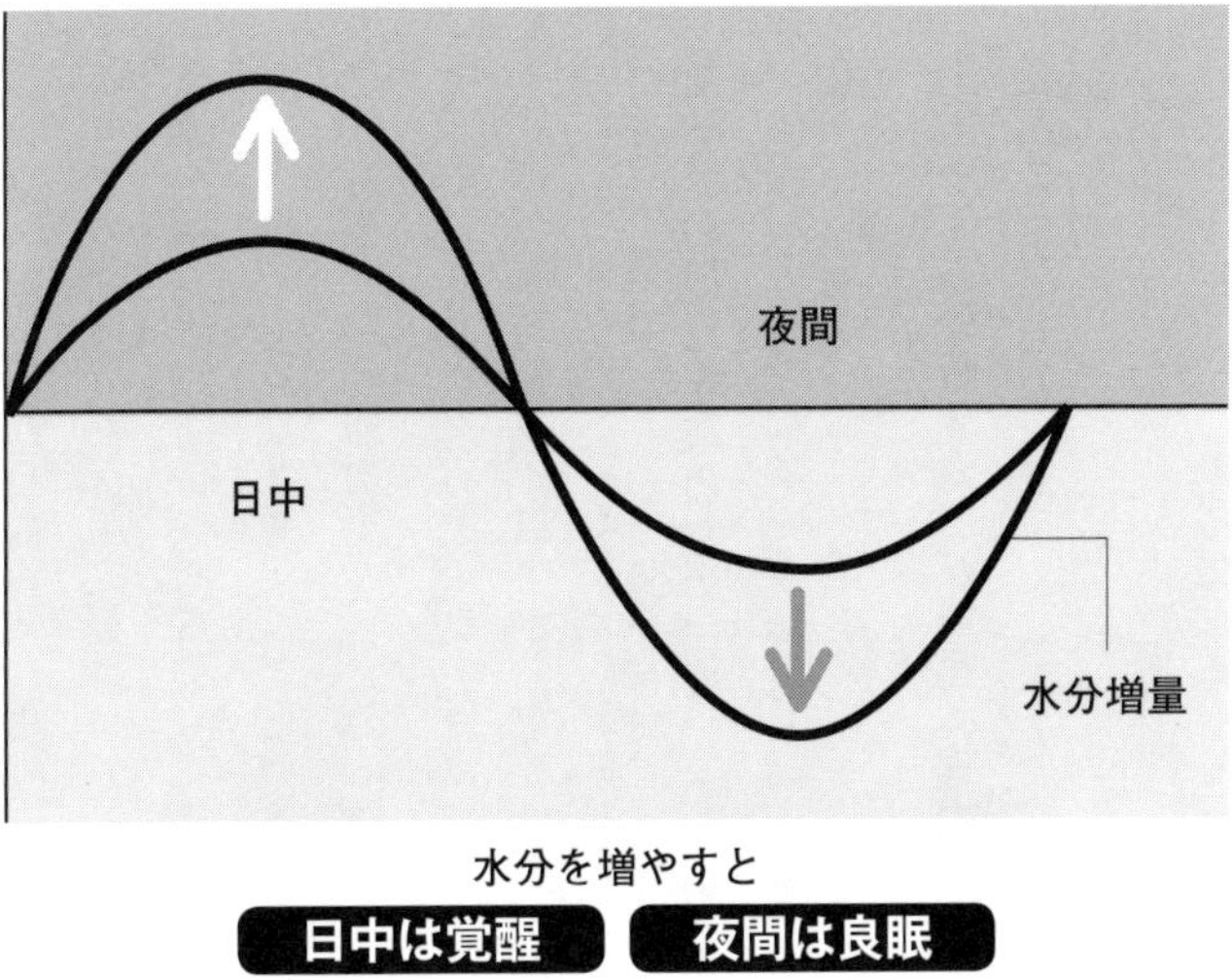

しかし、水分ケアに無頓着《むとんちゃく》な特養では、夜、ナースコールがひっきりなしに鳴る。その内容も、脈絡のないものが多い。つまり、せん妄など、認知症の症状が起きているのである。

どんな特養でも、水分ケアに取り組むと、利用者は夜熟睡するようになる。トイレで起きることが少なくなるのだ。

人は膀胱に尿が溜まったから、目が覚めてしまうのではない。実は目が覚めるから、トイレに行きたくなるのである。

人間の膀胱は、通常300ccほど尿が溜まったところで排出している。我慢すれば、500ccほど溜めることができる。ところが、尿が溜まっているという刺激は、100ccでも500ccでも変わらない。つまり、トイレに行きたくなるかどうかは、脳の「尿を出しなさい」という指令の有無《うむ》にかかっているのである。

熟睡中は、尿が溜まっても、ぐっすり寝ていて気がつかないと思えばいい。しかし、眠りの浅い人は、100cc溜まったという刺激だけでも目が覚めてしまうのだ。

熟睡は夜間の頻尿対策と言える。質のいい睡眠をとると、膀胱に十分尿を溜めてから出すという、人間本来の生理に近づくのである。

夜間の頻尿対策は、日中水分をたくさんとり、運動して、尿をどんどん作ること。昼間活発に動いていれば、夜は疲れて熟睡できる。

認知症の症状を取るためには、よく眠ることも大事だ。ぐっすり眠ると、体調がよくなる。体調がよくなれば、認知力も高まるからである。

老人ホームからオムツが消えた理由

高齢者を在宅で介護する場合、夜間の尿失禁が大きな問題であることは、先ほども述べた。

だからといって、簡単にオムツを使うことに、私は反対である。介護する人は、もし、自

比較表

	入所	訴えのあった人数(%)	排泄の訴えのみ	排泄以外の訴え	訴えの総数	1日あたりの訴え	1フロアあたりの訴え	排泄介助	排泄介助以外	一日平均水分量
きたざわ苑	94名	18 (19.1)	12 (66.7)	6 (33.3)	276	39.4	13.2	268 (97.1)	8 (2.9)	1503 cc
ほかの施設	99名	25 (25.3)	12 (48)	13 (52)	211	30	10	138 (65.4)	73 (34.6)	918 cc

期間は１週間。きたざわ苑では平均水分量1503ccで、せん妄など排泄介助以外の訴えが少ないことがわかる。（竹内孝仁　全国老施協・自立支援介護ブックレット「水」より）

分がオムツをあてられたら、どんな気持ちになるか、その屈辱を想像してほしい。オムツをはずせば、本人がプライドを取り戻せるだけではない。いろんな点で、実際的な効果がある。

世田谷区立きたざわ苑は、いち早く『水、メシ、クソ、運動』のケアに取り組み、利用者のオムツゼロを実現した、全国的にも有名な特別養護老人ホームである。

きたざわ苑と、利用者の大半がオムツを使い、水分摂取に熱心でないあるほかの施設の、夜間のナースコールについて記録すると、驚くべき結果が出た。

きたざわ苑で、利用者が夜ナースコールを鳴らす理由は、「トイレに行きたいから手伝ってほしい」という、通常の介護を求めるものがほとんどだった。

一方、ほかの施設では、職員が行くと「お父さんと息子が来ているはずだから」と言って玄関に歩いていったり、訳のわからないことを言って興奮したりしていたという。ほかの施設では、夜にせん妄など、認知症の症状が起きていたのだ。

水分を多くとることが日中の覚醒水準を上げ、睡眠の質をよくし、夜の異常行動を減らすことを、きたざわ苑の取り組みが立証したのである。昼間に水分を多くとることで、逆説的に夜間の尿失禁も減るのだ。

きたざわ苑でも、最初からオムツはずしがうまくいったわけではない。水の効果について、「よけい頻尿《ひんにょう》になるのではないか」と半信半疑の職員もいた。

しかし、何もしなければ、オムツに垂れ流しという状況は変わらない。職員たちは藁《わら》にもすがる思いで、「水」のケアに取り組んだのである。

職員たちは利用者に飲ませる水の量を徐々に増やしていった。1500cc まで達したところで、数人の尿失禁が改善。尿意を感じるようになり、トイレまでがまんできるようになったのである。

1700cc、1800cc と水を増やすにつれ、どんどん尿失禁が減っていった。そして2

０００ccに達したとき、利用者全員に尿失禁がなくなり、オムツをはずすことができたのである。

「そんなに水を飲んだら、排尿が多くなるのではないか」という職員の不安は杞憂《きゆう》に終わった。実際に多くのお年寄りたちは朝まで熟睡し、ナースコールの回数も激減したのである。職員の夜間勤務の負担も減り、ときには宿直室で朝までぐっすり眠ることもあるという。

おねしょを防ぐには、一日２０００cc、２リットルの水を飲むこと。これは私が介護の現場からたどり着いた結論である。

しかし、この意見に、ある泌尿器科医が真っ向から噛み付いた。「生理学的にありえない。尿失禁対策には、水分を控えることが一番だ」と言うのである。私に言わせれば、論外だ。

実際、多くの医師や看護師は、水の正しい知識を持っていない。医学部では「水」の教育がされていないからである。

医師や看護師の中で「水」の知識があるのは、救急救命に関わる外科、麻酔科の人間だけだ。命にとって水がどれほど大切か、彼らは身にしみてわかっている。

しかし、私もまた医師である。だからこそ、医師や看護師の欠点もよくわかる。完璧な人間がいないように、完璧な医師や看護師もいないのだ。

私は、「医療」と「介護」は全く別のものだと考えている。病気を治すのが医師の仕事なら、介護職の仕事は、生活を向上させることだ。水を飲ませ、オムツをはずし、認知症を治すのも、その人に元気な頃と同じ、平穏な生活をしてもらうためである。

医者が「医療」のスペシャリストであるように、介護士やヘルパーは「介護」のスペシャリストであるべきだ。オムツの替え方を、医師に聞く人はいない。「排泄」のケアもまた、介護固有の、専門分野なのである。

「水」の知識がない介護職員、水分を一日1500cc摂取させるケアができない介護職員は、プロとして失格だ。家族は早々と見切りをつけて、別の施設やヘルパーをあたったほうがいい。

便秘は認知症対策の大敵

便秘は認知症の大敵である。これは介護の世界では、昔から言われてきたことだ。便秘は興奮を引き起こすからである。

認知症の人が、朝から手が付けられないくらい暴れたり、訳のわからないことを叫んだりするのは、排便のサインであることがよくある。

排便は、自律神経系の働きである。便秘の人は、排便の日に腸の働きが活発になる。固くなった便を押し出そうとして、腸が活発なぜん動運動をするためだ。腸の動きが活発になると、自律神経が興奮し、イライラする。よく、「便秘になるとイライラする」と言うが、正確ではない。それは便が出ようとしているためなのだ。

イライラすると、ものごとに安定した注意を払えなくなる。1つのことに関心を持ち続けることも難しくなる。注意障害や関心障害が起き、認知症の症状を悪化させるのだ。便秘が認知症の大敵と言われるのは、このためである。

認知症の人は、脱水と同じくらい、便秘にも気をつけなければならない。

高齢者はたいてい便秘気味である。週に1〜2回、ひどい人は月に数回しか排便がない。たかが便秘と侮《あなど》らず、しっかりと治すことが必要だ。

若者の場合、便秘の原因は、おおむね食生活にある。食事の時間が不規則だったり、食生活の欧米化に伴って、食物繊維が不足したりして、理想的な形の便ができなくなるのだ。

高齢者の便秘は、若い人とは異なる原因で起きる。年をとると、皮膚や脳が老化するのと同じように、内臓の機能も低下する。便を作る大腸の機能が衰えてしまうのだ。

大腸の働きが悪くなることで腸が緩み、便の移動がゆっくりになる。便が腸に長くとどまっていると、便の水分はどんどん体に吸収されてゆく。その結果、便が固くなってしまうのだ。服用している薬の影響で、便の水分が奪われることもある。

筋力の低下も、原因の一つだ。便を出すには、腹筋の力が必要不可欠である。しかし、高齢者は筋肉が落ちているため、便が出にくくなってしまうのである。

だからといって、安易に下剤を使うことに私は反対だ。尿が漏れるからオムツをするのと同じで、下剤を使って便を出しても、何の解決にもならない。

便秘の特効薬は水である。朝コップ1杯の水を飲ませ、自然なお通じを促すことが、便秘解消には一番効く。

高齢者の中には、便失禁をしてしまう人もいる。便は軟らかく、下痢状であることが多い。便そのものが出やすくなっているのだ。そのため、肛門でとどめておくことができず、外に漏れてしまうのである。

便失禁を防ぐためには、便を適度な固さにすることが必要だ。そのためには、食物繊維を多く含んだ食事を心がけるだけでなく、運動が必須である。高齢者でも、1時間くらい散歩をするといい。

私自身、認知症予防と運動不足解消のため、週に2～3回は近所をウォーキングするようにしている。天気のいい日には、2時間以上歩くこともある。

歩いていると、腹の中で、どんどん便が固くなってゆくのがわかる。大腸の下のほうから直腸の手前まで、パンパンに張ってくる。それでもかまわず歩いていると、翌日には便秘になってしまったりする。運動することで腸の働きが活発になり、水分を吸収しすぎてしまうのだろう。便が、必要以上に固くなってしまうのだ。

つまり、便の固さは、運動と水分で調節することができる。**便秘の人は水を飲んで便を軟らかくし、軟便の人は運動で固くすればよい。**

高齢者は少しハードな運動をするべき

「水」と「運動」は健康にとって、自動車の前輪と後輪のようなものである。どちらが欠けても体はうまく機能しない。

認知症の人に「水」を飲ませることに成功したら、次は「運動」である。「水」と「運動」で認知症はほとんど治る。

年をとると、動作が鈍くなり、体力が落ちて、行動範囲が狭くなる。この流れは、悪循環

老化による活動性低下のプロセス

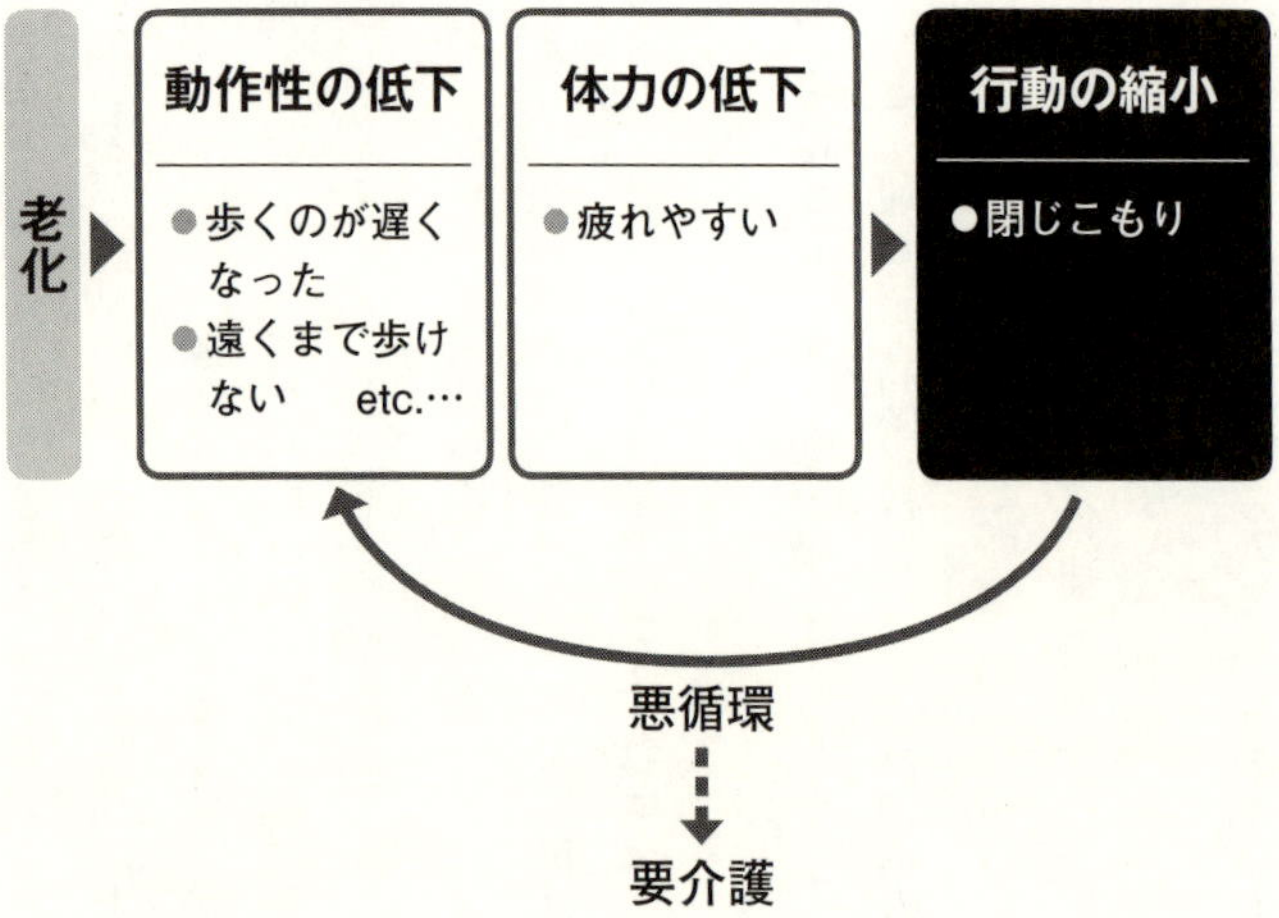

を作っている。

活動力の低下が、認知症を招いたり悪化させたりするのは、これまで述べてきた通りだ。運動することは、この悪循環を断ち切り、活動力を上げることである。

生化学的に言うと、神経からアセチルコリンという物質を分泌することにより、筋肉は収縮する。アセチルコリンは、神経間の伝達物質だ。

認知症では、脳内のアセチルコリンが著しく欠乏することがわかっている。パワーリハビリなど、ややハードな運動をすれば筋肉が活動し、じっとしている時の10万倍ものアセチルコリンが分泌する。増加したアセチルコリンが、認知力を高めるのだ。また、運動でアセチルコリンを増やすことは、脳の海馬の増殖を促《うなが》すことも、マウスを使った最近の研究でわかっている（2010年、東大・久恒辰博准教授らのチームによる）。

そうは言っても、高齢者に運動をさせるのは難しい。膝や関節の悪い人が多く、足元がおぼつかないからである。

だからといって、**よろよろと歩くだけでは、運動にならない。汗がにじむくらいハードな運動でないと、効果がない**のである。散歩にしても、速足で1時間くらいスタスタと歩かなければいけない。しかし、高齢者の運動には、常に転倒の危険が伴う。認知症を治すための運動で骨折したら、元も子もない。

年をとって歩くのが遅くなったり、動作にキレがなくなったりするのは、筋肉が老化しているからではない。体のいたるところで、使わない筋肉が増えてしまうからだ。使わないため、使い方を忘れてしまうのである。

これまでは、高齢になって身動きが不自由になったり、寝たきりになったりするのは、筋力が弱くなるためと考えられてきた。しかし、そうではない。年をとると動作性が落ちるのは、体を動かさないからなのだ。これを、廃用症候群という。

20代の若者でも、怪我をしたりして寝たきりの状態が続くと、数週間で立てなくなる。ケガが治った後のリハビリで、自分の脚がピクリとも動かないことに驚く若者は多い。普通に立ち上がることすら難しくなってしまうのだ。若者でさえ体を動かさないと、筋肉の使い方を忘れてしまうのである。

体を動かさないと、「認知」できない

高齢者の運動療法として、最近注目を集めているのが、パワーリハビリテーションである。

パワーリハビリは、ジムにあるようなマシーンを使って、普段使っていない筋肉を動かすものだ。高齢者向けに、おもりの負荷を非常に軽くしてある。

パワーリハビリのいい点は、転倒の危険がなく、誰でも安心して行えることだ。心臓に与える影響は、入浴より軽く、寝たきりの人でも安心して運動することができる。

最近ではパワーリハビリをとり入れるデイサービスも増えてきた。認知症予防のためにも、高齢者はどんどん運動したほうがいい。

しかし、世間では、運動と認知症の関係は、まだまだ知られていないのが現状である。

「認知症と運動にどんな関係があるんですか？」と、真顔で聞いてくる介護職も多い。

「認知」と「運動」には深い関係がある。人間は、動かないと認知できない。まぶたを開けて、目を動かすことも運動である。前を見ていては、後ろが見えない。後ろを見るためには、振り返るという運動をしなければならないのだ。認知の第一歩は、運動から始まるのである。

私たちは「認知」を、抽象的な概念と思いがちだ。しかし、「認知」には体の動きが必ず付随しているのである。

私たちは目で見て、周りの状況を認知している。視覚認知は、眼という体の一部を利用して行われているのだ。人と話すときは耳を使う。鼓膜を使って、話の内容を認知しているのである。つまり体のありようが、外部から情報を取り入れる鍵を握っていると言える。

身体とは、不思議なものだ。体が心に与える影響は、とても大きい。

東洋には古くから、「心身一如《しんしんいちにょ》」という考え方がある。心と体は、密接に係わっており、切り離すことができないということだ。入学試験や大きな仕事の前に緊張して肩が凝ったり、胃が痛くなったりすることは、誰しも経験があるだろう。体の具合が悪いと、気分までふさいでしまう。

一方欧米では、古代ギリシア以来、心と体を分けて考える。心を崇高なものとし、肉体を卑しいものとして蔑《さげす》むのが、向こうの考え方だ。

認知症には、「心身一如」で取り組むべきである。体の活動性が、「認知」という心の働きに大きく影響するからだ。

私が運動しましょうと言うのはそのためだ。現代科学の粋《すい》を集めた薬さえ、運動にはかなわないのである。

第四章　水分補給で治った実例

「アルツハイマー型」などの分類は、無意味

私はケアの視点から、認知症を6つの型に分類している。従来の「アルツハイマー型」「レビー小体型」などの分類は、介護の現場ではまったく無意味である。CTやMRIによる脳の画像など、病院での検査結果だけを見て、振り分けているに過ぎないからだ。従来の分類に応じたケアがあると考える人もいるかもしれないが、幻想にすぎない。しかし私は、従来の分類診断がいらないと言っているのではない。中には、慢性硬膜下血腫や正常圧水頭症など、脳外科手術を要するものが発見されることもあるからだ。

認知症のケアで大切なことは、症状をよく見ることである。介護者は、異常な行動が、いつ、どこで、どのように起きているかをきちんと観察しなければならない。そうすれば、6つの型のどれに当てはまるか、おのずと見えてくるはずだ。また、1つだけではなく、2つ以上の型が重なり合う場合もある。

私は、認知症のケアは、『水、メシ、クソ、運動』、とりわけ十分な水分補給が大事と考えているが、それを基本にして、タイプに応じたケアをすることで、効果はより高まる。

・身体不調型

認知症の中で、一番多いのがこのタイプだ。

見極めるポイントは、「興奮」の有無である。落ち着きなくうろうろ歩き回ったり、大声を出したり、意味のわからないことを口走ったりしたら、身体不調型の可能性が高い。特に夕方から夜にかけて症状が現れ、夜中にゴソゴソと探し物をしたり、不穏になったりする。気分にむらがあるのも、このタイプの特徴だ。いつもはぼんやりしているのに、不快なことがあると急に怒鳴ったり、暴れたりする。

原因として真っ先に考えられるのは、水分不足である。また、1週間や10日に1回など、興奮が周期的に見られる場合は、便秘が原因である可能性が高い。

対策としては、まず水分を補うこと。一日1500ccの水を飲み、十分な栄養をとって、運動をすること。それは必然的に便秘の解消にもつながる。体調が改善されれば、困った行動も治まる。

・環境不適応型

環境不適応型の人は、見慣れない物や人、場所に馴染《なじ》むことができず、何でも「拒否」しようとするのが特徴である。

デイサービスなど、新しい場所に行くのを嫌がったり、慣れない場所での食事、入浴などを拒否したりする。在宅の場合、新しく来たヘルパーなどに対して、「あの人は物を盗む」などと言って、来訪を拒むことがある。このタイプは男性に多く、特に学者や教師など、高学歴の人によく見られる。

新しい環境への不適応は、「状況の認知障害」が原因で起こる。認知力が低下しているため、見慣れない人や場所に混乱してしまうのだ。その結果、すべてを「拒否」する行動をとってしまうのである。

このタイプの症状は、基本的に環境に慣れると消えてゆく。そのため、一日でも早く「なじみの関係」になることが大事である。具体的には、担当の職員を決めて、いつも同じ人がケアに当たるようにしたり、グループを固定して、いつも同じ顔ぶれがそろうようにしたりすることが大切だ。相手が「見慣れた人」、「気心の知れた人」になれば、環境不適応型の症状は、徐々に取れてゆく。

・認知障害型

身体不調や環境不適応などで表現できない、認知力の低下だけの症状を呈するタイプである。認知症はすべて認知障害が原因だから、このような命名は矛盾していると思われるかもしれないが、あくまでもケアの必要性から出た分類である。〝純粋な認知症〟とでも理解しておいてほしい。

認知障害型の特徴は、「場所」がわからなくなることである。そのため、家の中でトイレの場所がわからないことや、近所のよく知った場所に出かけても迷子になってしまうことが起こる。

対策としては、まず『水、メシ、クソ、運動』の基本ケアを行い、認知力の改善を図る。また、その場所を示す「目印」があれば、迷子にならない。トイレの失敗がある場合、ドアに目印となる花や小物などを置くとよいだろう。

プレッシャーをかけると、症状が悪化する

・葛藤型

葛藤型の人は、自分の置かれている状況に向かって戦いを挑んでいる。「どうしていいかわからない」という混乱や、孤独への不安から、苛立ちを感じてしまうのだ。

認知症の6つのタイプとタイプごとの「傾向・症状」「対策」

	傾向・症状	対策
身体不調型	●落ち着きなく歩き回ったり、大声を出したりする。	●十分な水分補給。 ●栄養と運動。
環境不適応型	●介護職員やデイサービスなどを拒否する。 ●高学歴の男性に多い。	●本人となじみの関係を作り、環境に慣れさせる。
認知障害型	●場所がわからなくなる。	●水分補給などの基本ケア。 ●その場所に花など目印を置く。
葛藤型	●相手の強い言葉に対して大声を出したり、乱暴したりする。 ●孤独感がある。 ●異食や物集めをする。	●抑圧的なことを言わないようにする。 ●ショッピングなどに連れていく。
遊離型	●1日中ボーッとしている。表情が乏しく、動作もなくなる。	●家事や庭の手入れなど、役割を与える。
回帰型	●男性の場合、警察官や電車の運転士など、誇りある職業についていた人に多く、その頃に戻る。 ●女性は少女時代に戻ったりする。	●否定せず、その世界につき合う。

「早くご飯を食べて」「トイレを汚さないで」などの強い言葉に対して、急に大声を出したり、乱暴をしたりすることがある。介護者が何気なく「……しないでね」と言ったとしても、本人には大きなプレッシャーになってしまう。介護者は、ものの言い方に気をつけて、抑圧的な言葉を使わないようにしなければならない。

孤独を感じたときに「異食」や「物集め」をするのも、このタイプの特徴である。「異食」や「物集め」などは、家に閉じこもっていたり、1人でいたりするときに起こる。人と交流したり、いろいろなものを見たり体験したりして、気持ちを外に向かわせることが大切である。一番いいのは、デパートなどにショッピングに出かけることだ。

・遊離型

遊離型の特徴は、一日中ぼんやりしていることである。すべての物事に対して無関心、無感動で、表情の変化が乏しく、動作もなくなり、まるで人形のようになってしまう。食べることへの意欲も失われるため、食事介助が非常に難しい。食べ物を口に入れても、嚙んで飲み込むという動作をしてくれない。

遊離型の人は、認知症による絶え間ない混乱と不安から現実を放棄し、よその世界に身を置いているのである。身も心も現実から離れてしまっているのだ。

現実への関心を取り戻させるためには、「役割」を与えることが必要である。

それまでの人生をたどりながら、本人がやりがいを感じそうなことを見つけてゆく。現役時代の仕事と同じようなことをやらせてもいいし、家事、菜園や庭の手入れ、ペットの世話などでもいい。最初は手や体が動かなくても、懐かしさに駆られて少しずつできるようになる。「役割」ができると、ぼんやりする時間が徐々に減ってゆく。

・回帰型

認知力の低下から、「どうしていいかわからない」という混乱が起こり、そこから逃れるため、過去の輝いていた時代に戻ってしまうタイプ。映画や小説などで多く描かれているため、多いと思われがちだが、実は非常に稀《まれ》である。戻りたくなるような「輝かしい過去」「古きよき時代」を持つお年寄りは、そう多くないからだ。

回帰型になる人は、ある意味で、幸せな人生を歩んできたと言える。このタイプの治療は、比較的容易だ。しかし、幸せそうな様子から、治したほうがよいのかどうか、介護者は迷ってしまう。

女性の場合、子育て時代に戻って、人形を子どものようにあやしたり、話しかけたりする。学生時代に戻って、少女のようになってしまうおばあさんもいる。男性では、警察官や電車の運転士など、かつて誇りを持って働いていた職業の人に多い。

回帰型の人は、過去に戻ることによって、今の混乱やおびえから身を守っているのである。「何をやっているの」と否定したり、「今はこうでしょう」と押し付けたりしてはいけない。演技でもいいから、その世界に付き合ってあげることが大切だ。調子を合わせたからといって、その世界に浸りきってしまうことはない。むしろ不安が癒され、夢から覚めるように現実に戻ってくる。

これらのタイプに照らしながら、認知症ケアの例をいくつか見ていこう。

異常行動には必ず理由がある

序章でも紹介した男性（85歳）の例である。

数年前、Sさんは老人ホームに転居してきた。Sさんは問題行動が多く、他の利用者に迷惑がかかると言われて、前の施設を追い出されてしまったのだ。

Sさんには、所構《ところかま》わずおしっこをする放尿癖があった。廊下の隅や部屋の中、洗濯室な

ケアの全体像

第1段階
認知力そのものを高めるケア
「水」「食事」「便秘」「運動」
これをきちんと行うだけで「治ってしまう例」や「大幅に改善する例」が多く生まれる。

▼

それでも改善しない場合

▼

第2段階
認知症のタイプ判定とそれぞれに対するケア

効果を一度高め、持続させるために

▼

第3段階
地域の人の集まりに参加し、仲間になろう

どでいきなりジャーッとやってしまうのである。職員が注意しても、悪びれる様子もなく、逆に怒鳴り返されてしまう。前の施設は、Sさんを行儀が悪い人、乱暴な人と決め付け、「問題老人」として入居を断った。

　前の施設の職員は、Sさんにきちんと向き合うことなく、「困った人」「不潔な人」としてさじを投げてしまったのである。介護のプロとして、これは恥ずべきことだ。問題行動の原因を探りもせず、「この人は認知症だから何を言っても無駄だ」と、Sさんを突き放したのだ。

　認知症患者の異常行動には、必ず理由がある。それを見つけるための一番の方法は、患者の身になって考えることである。**私は介護**

に最も必要なものは、「共感力」だと思う。患者と「共にある」ことが、ケアワーカーの第一条件なのである。

元大工のSさんは、入所の8年前に妻を亡くし、それ以来ずっと1人で暮らしていた。その後もゲートボールや地域行事の役員を引き受けるなど、積極的に外出していたが、3年前から膝に痛みを感じるようになり、引きこもりがちになった。その頃よりデイサービスなどを利用していたが、徐々に会話が成り立たなくなり、亡くなった妻を探して近所を歩き回るようになったという。

入所の春、心臓疾患で入院したのをきっかけに、夜間せん妄や徘徊《はいかい》が始まり、そのまま老人ホームへの入居が決まった。しかし、そこで放尿や無断外出などを繰り返したため、利用を断られてしまったのだ。

Sさんの入居に備え、ケアマネージャーと職員、医療スタッフを交《まじ》えたアセスメントが行われた。アセスメントとは、利用者の情報を集め、分析し、どのような援助をすればいいかを導き出すことである。

その結果わかったのは、Sさんの一日の飲水量が、620ccと極端に少ないことだった。放尿癖があるため、前の施設の職員が水分を控えさせていたのだ。にもかかわらず、Sさん

Sさん(85歳男性)の治るまでの経過

	入所当日	2日目	10日目	20日目
水分量	620cc	——	1300cc	1400cc
症状	便所以外のあちこちで放尿。帰宅願望	トイレの前で放尿	もう帰ろうとしなくなる	必ずトイレで排尿。症状が消える
水分補給以外のケア	トイレの扉に貼り紙	トイレの扉を開けておく	日曜大工など役割を増やす	毎日の散歩。週3回のパワーリハビリ

は徘徊などで一日中動き回っている。少ない水分が、運動によってさらに発散し、Sさんが脱水症状を起こしていることは明らかだった。

スタッフは水分摂取の目標を一日1500ccとし、毎日の散歩と週3回のパワーリハビリによって運動量を確保することにした。

水分を増やすと、「本来の姿」に戻った

Sさんの認知症は、入院と老人ホームへの入居という環境の変化によって始まった可能性が高い。放尿や徘徊などの問題行動は、水不足による体の不調と、環境不適応が原因と思われる。

職員は、Sさんの排尿パターンを把握し、

トイレに誘導することで、放尿なのか、ただ単にトイレの場所がわからないだけなのかを見極めることにした。トイレの扉には、わかりやすいように「便所」と貼り紙をしておく。

しかし、入居2日目の夜、トイレの入り口の前で放尿してしまう。トイレを探すSさんの様子から、職員は単にトイレの場所がわからないだけだと判断した。

次の日から、職員はSさんが迷わないよう、常にトイレの扉を開けておくことにした。その結果、入所20日目には、問題なくトイレに行けるようになったのである。

また、Sさんは帰宅願望が非常に強く、一日に何度も荷物をまとめて家に帰ろうとした。裸足のまま外に飛び出していくこともあった。

職員は無理に引き止めることはせず、Sさんの話をゆっくり聞くことに専念した。話を聞いた上で、荷物を持ったSさんを、「行ってらっしゃい、気をつけて」と送り出したのである。職員は後ろからそっと付いてゆき、物陰からSさんを見守っていた。

一方、Sさんの世話好きの性格を生かし、ホーム内でもグループのまとめ役になってもらった。そのほかにも、元大工の腕を生かして、ちょっとした日曜大工を頼むなど、徐々に役割を増やしていった。

職員はお茶や水、おやつに寒天ゼリーを与えるなどして、水分摂取量を徐々に増やす。10

日目で、水分量が一日1300ccになると、Sさんはもう帰ろうとしなくなった。そして20日目で1400ccになると、トイレにも問題なく行けるようになった。

Sさんは昼間、クラブ活動やレクリエーションなどに積極的に参加し、夜はぐっすり眠るようになる。また、パワーリハビリによって、両膝の痛みや不安定な歩行が改善され、健康状態も安定した。

精神的にも落ちつきが見られ、常に仏頂面《ぶっちょうづら》だった表情にも、変化が見られるようになった。今では職員を怒鳴り散らすこともなくなり、家に帰りたいと騒ぐこともない。それどころか、新しく入居した人に、「ここの職員の方たちはいい人だから安心しなさい」と声をかけ、積極的に世話役を買って出ている。

最近では、馴染みの利用者と世相や政治について四方山話《よもやまばなし》をする姿や、冗談を言って周囲を笑わせる様子が見られるようになった。世話好きな本来のSさんに戻ったのである。

現在、Sさんは地域の活動にも積極的に参加し、神社の記念祭で挨拶をしたり、清掃活動に参加したりしている。

異常行動は全く見られない。認知症は治ったのである。

Sさんのケースは「身体不調型」「環境不適応型」に、「認知障害型」が加わったものだ。

入所中Sさんは、「集金に回らなければならないので、家に帰る」と言って、出て行くことがあった。以前地域行事の役員を務めていたため、その頃に戻ろうとする「回帰型」と見えなくもない。しかし、それはおそらく、いまの環境を拒否するための口実に過ぎないだろう。

認知症の人が、「医者に行く」とか「知り合いが訪ねてくる」と、本当ではないことを言って、デイサービスを拒否しようとするのは、よくあることだ。

そして、入所時の水分摂取量が６２０ccと、非常に少ない。Sさんは徘徊したり、帰ろうとしたり一日中動き回っているのだから、水分の発散は多く、もとからの脱水はよけいひどくなっていただろう。

認知症の異常行動が、夕方から夜にかけて起きやすいことは、前にも述べた。それは日中水を飲まずに体を動かすことで、水分がどんどん発散し、午後遅く最もバランスの失われた状態になるからである。

しかし、Sさんのように終日動き回っていると、朝からすでにバランスは失われ、体調のよい時間帯がなかったと推測できる。

そう考えると、「トイレの場所がわからない」という症状自体が、脱水による意識障害の可能性が高い。また、家に帰ろうとするのも、環境に慣れないのではなく、「ここがどこかわからない」という、同じく脱水の意識障害のためだったかもしれない。

いずれにせよ、水分補給で体調を整えたことと、異常行動の原因を探ろうという職員の姿勢が、Sさんを治したと言える。

共感力が快方に向かわせる

Aさん（80歳男性）は、農業をしながら、夫婦で穏やかに暮らしていた。

数年前、気管支喘息《きかんしぜんそく》で1ヵ月入院中、物忘れや自分の病室に戻れないなど、認知症の症状が現れた。退院後は仕事をやめ、家に閉じこもる。

二年後の4月から夜間の不眠や徘徊が始まった。その翌年の4月、肺炎にかかり、入院したものの、環境に適応できなかったため、即日退院させられる。

妻の体調が悪かったこともあり、Aさんは介護施設に緊急入所した。

入所当日の水分摂取量は540cc、歩行にはふらつきがあった。

それから1ヵ月間、Aさんは施設の中をうろうろし、服、靴、傘などを集め、シルバーカーにそれらを載せては、外に出てゆく。職員が付き添うと、「あんたは帰れ」と怒り、交通量の多い道路でも横断しようとする。職員が止めると、「あんたの知ったことじゃない」とひどく興奮し、肩で押したり、傘を振り上げたりして抵抗した。車道だけでなく、草むらやよその家の庭など一日中歩き回る。施設に戻ってくると、「すまんかった。なんでこうなるか、自分でもわからん」と自身を強く責め、職員に謝るのだ。

入所から1ヵ月後、水分摂取量は一日平均1110ccになったが、出歩きは多く、興奮もいっそうひどくなった。

1週間後、体調のよくなった妻の強い要望で、Aさんは自宅に戻った。

その3週間後、Aさんはふたたび入所する。水分摂取量は1030cc、相変わらず歩行にはふらつきがあり、シルバーカーを押しての出歩きも止まない。睡眠は、3時間ほどだった。

職員は、Aさんを「葛藤型」ととらえていたが、排尿と排便の前に物集めをすることが多いとわかり、失敗のない気持ちいい排泄をしてもらえるよう、1時間おきに声をかけた。

再入所から1ヵ月、水分摂取は1735ccになり、睡眠も8時間になると、Aさんの心と体はようやく安定してきた。

物集めや出歩きも減り、代わりに食器の片付けや、廊下の拭き掃除などをするようにな

Aさん(80歳男性)の治るまでの経過

	入所当日	1ヵ月後
水分量	540cc	1110cc
症状	物集め、出歩き、歩行のふらつき	物集めと出歩きが、いっそうひどくなる。大声を出す
水分補給以外のケア	――	基本ケア

【3週間在宅の後再入所】

	再入所当日	1ヵ月後	2ヵ月後
水分量	1030cc	1735cc	1490cc
症状	物集めと出歩き。大声を出す	落ち着きが見られ、施設内の手伝いをする	症状が消える
水分補給以外のケア	――	排泄のケア	パワーリハビリ

る。

2ヵ月目で体の不調は消え、仲間も増えて、Aさんはすっかり面倒見のいいおじいさんになった。冗談も言い、地域の人たちともにこやかに挨拶するようになった。

これは職員の粘り強さが、功を奏したケースと言える。普通の施設なら、「うちではもう見られません」と帰してしまうところである。

この粘り強さを生んだのは、何だろう。

ここの施設は、第三章でも紹介した、世田谷区立きたざわ苑。水分補給や排泄のケアにより、全国に先駆け、たくさんの治療例を生んでいるところだ。まず、その自信によるところが大きい。

「認知症は治るもの」「異常行動はなくせるもの」という信念は大切だが、信念だけでは結果が出ないと、スタッフの気力が萎《な》えてしまう恐れがある。

ここの職員は、Aさんの苦しみを分かち合っていた。だから、Aさんも出歩いた後、職員に心から詫びたのだ。つらさを本人とともに共有する「苦痛共同体」ができていたと言える。

認知症に限らず、精神を病む人の行動に対して、人は「異常だ」「ばかばかしい」と、突き放して見てしまうことが多い。正常な人がある行動をとる場合、いくつもの選択肢から1つを選んでいる。しかし、**精神を病む人にとって異常行動は、それ以外選択しようのない、やむにやまれぬものなのだ。そして、本人も心のどこかで、それがおかしいと感じている。一番つらいのは、強い葛藤を抱えている本人なのである。**

このケースで言うと、「すまんかった。なんでこうなるか、自分でもわからん」というAさんの自己呵責《かしゃく》の言葉に、それはよく表れている。

職員の共感力が、Aさんの体調を整え、認知症を治したのだ。

新しい環境に適応できれば治る

Fさんは、ある地方で一人暮らしをする74歳の女性である。

数年前から、自分の所有するアパートの住人のところへ、月に何度も家賃の集金に行くようになった。日に何回も派出所に行き、運転免許の再交付申請をしたり、町役場へ繰り返し印鑑証明を取りに行ったりもした。まわりは、Fさんの異変に気付き始める。

ある時、ガスを消し忘れてボヤを起こす。Fさんは借家に住んでおり、大家は何かあっては大変なので、家族が一緒に住んでもらえなければ、家を貸せないと言い出した。

Fさん(74歳女性)の治るまでの経過

	入所当日	2週間後
水分量	200～300cc	1000cc
症状	月に何度も家賃の集金に行く、ガスを消し忘れるなどの、行動障害	行動障害が著しく減る
水分補給以外のケア	――	食事による栄養の向上、職員と家族による地域の方々への挨拶

東京で離れて暮らす次男の申し出により、町からヘルパーが派遣される。しかし、Fさんは、「自分は福祉サービスを受けるようないわれはない」と、強い拒否を示した。同じ頃、健康診断で、医師にアルツハイマー型認知症という診断をされる。

ケアマネージャーはFさんに施設で暮らしてもらいたいと考えていたが、本人は今の生活を続けたがっており、それは家族も同じだった。

何の進展もないまま、1月半が過ぎる。Fさんの行動障害は、そのままだった。

ケアマネージャーは、あることに気付いた。それはFさんの水分摂取が、一日200～300ccと極めて少ないことだ。

その頃は冬場で、昼夜ずっとストーブをつけたまま、Fさんはその前に敷いた布団で一日中寝ていた。Fさんが慢性的な脱水なのは、明らかだった。栄養状態も悪く、近くのパン屋で買った菓子パンを食べているだけである。

ケアマネージャーはプランを変え、一日の水分摂取1000ccをとりあえず目標に、飲めるだけ飲んでもらうようにする。一日3度、食事も配るようにした。

Fさんは、以前は詩吟のサークル活動をしたり、茶道教室を催したりする明るい社交家だった。しかし、認知症の症状が現れ始めてから、まわりと疎遠になってゆく。Fさん自身も、「皆が私をバカにしている」と、被害妄想的なことを言っている。

2週間後、脱水が治まり、栄養状態がよくなると、行動障害は著しく減り、町や近所の人が変だと思うこともほとんどなくなった。

一方、家族とケアマネージャーは、「もしかしたら、本人が迷惑をおかけするかもしれませんが、その時はお願いします」と、地域の方々に挨拶に行った。

皆、快く引き受けてくれ、自らFさんの家に行き、声をかけたり、買い物帰りに様子を見たりしてくれるようになった。Fさんを見守る、地域のネットワークができたのだ。

今では、認知症の症状もなくなり、Fさんはデイサービスを利用し、そこで新たな人間関係を作っている。Fさんは引きこもりの孤独から解放され、被害妄想的なことも言わなくなった。

栄養失調にも注意

このケースは、在宅で一人暮らしをする認知症高齢者の典型的な改善例だ。

あるケアを行って効果がなければ、迷わずアセスメントをやり直し、ケアを変えなければならない。「よくならないのは、認知症だからだ」と考えるのは、禁物だ。

このケースでは、脱水と低栄養が、認知症の症状を引き起こし、悪化させていたのは、明らかである。

すでに認知力の低下していたFさんは、訪れたヘルパーやケアマネージャーが、「自分にとってどういう人なのか」わからなかったにちがいない。「訳のわからない人たちがやってきて、意味不明なことを言った」と感じただろう。それが、相手を拒否するという環境不適応として表れた。ケアを受け入れなければ、体調は改善されず、症状は悪化の一途《いっと》をたどる。

つまり、このケースは、体の不調と新しい環境に対する拒絶が、悪循環を作っていたと言える。それを断ち切るためには、体調をよくする一方で、本人となじみの関係になるなどして新しい環境を整えなければならない。

また、在宅の認知症患者、特にFさんのような一人暮らしの場合は、その地域に住む人たちのストレスを考える必要がある。このケースでも、さまざまなストレスがうかがえる。「様子のおかしい人がいる」「火の始末は大丈夫か」「心配だ、しかしこちらが責任を負うのは困る」……。

こうしたストレスが地域全体を緊張させ、その結果Fさんは引きこもって、症状を悪化させてしまった。それはFさんの被害妄想的な言葉に表れている。

これは地域がFさんを受け入れるようになれば、Fさんも快方に向かうということでもある。「見守りネットワーク」は、それができあがれば、認知症対策のとても頼りになる社会資源になるのだ。

今はデイサービスで、新しい人間関係を作ったFさんだが、今後は施設ではなく、趣味の会や老人クラブに入ったりして、地域の人たちと再び交流を持つことが課題である。

認知症のさまざまなケースを見てわかるのは、「身体不調型」が圧倒的に多いことである。そのほとんどが脱水によることは、いくつかの例でも明らかだろう。

脱水による悪影響は、これまでにも述べてきたので、ここでは栄養について触れておく。

在宅の認知症の人は、ほとんど栄養失調だ。それは見ると、すぐにわかる。あまり食事をとらないため、痩せているからである。

家族は用意しているのだが、食べきれず、残してしまう。食べるのが非常に遅かったり、口の中のものをなかなか飲み込めなかったりする。「もう済んだの?」と聞くと、「うん」というので、仕方なく下げる。その結果、驚くほど栄養状態が悪くなってしまうのだ。

栄養失調が体力を落とすのは、いうまでもない。

注意力も落ち、物事への関心も持ち続けられなくなる。ただ、脱水と違って、意識障害や異常行動を引き起こすことはない。

第五章　まわりの無理解がボケを悪化させる

言葉狩りでは、何も変わらない

「認知症」は２００４年に使われ始めた、新しい言葉だ。以前は「痴呆症」と言っていた。「痴呆症」が「認知症」に改められると同時に、「痴呆」や「ボケ」は差別的な言葉であるとして、公《おおやけ》の場で使うことを禁止されてしまった。

しかし、約40年前、私が介護の現場に足を踏み入れたときには、「痴呆症」という言葉すら使う人はいなかった。みんな「ボケ老人」と言っていた。しかし、そこには馬鹿にしたり、差別したりする意図は微塵《みじん》もない。むしろ逆である。介護職が「ボケ」と言うときには、純粋無垢な人というニュアンスが含まれていたように思う。

元々整形外科医だった私にとって、初めて見る介護の現場は、カルチャーショックの連続だった。中でも一番驚いたのは、認知症の人たちの感性の鋭さである。

ボケ老人に、ごまかしは通用しない。内心、イヤだな、面倒くさいなと思っていたら、すぐに見抜かれる。「認知症は何もわからなくなる」というのは、全くの間違いなのだ。

認知症の人は、相手の本音を見抜く天才だ。だから職員がちゃんと向き合えば、落ち着いてくれる。

介護は、人間を丸裸にする。介護の現場では、俗世間の建て前や見栄は何の役にも立たない。プライドなど、邪魔なだけである。

認知症の人と関わる毎日の中で、私は徐々に自分の価値観が変わってゆくのを感じた。今までの人間観、人生観がいかに薄っぺらなものであったか、逆に認知症の人に気付かされた。

「ボケ」や「痴呆」という言葉を排除するだけでは、認知症に対する間違った認識は変わらない。言葉を狩ることで、認知症について語ることがタブーになることこそ問題である。

医学では、後天的に知的能力が落ちることを「痴呆」という。先天的なものは、「精神薄弱」だ。ちなみに、坂口安吾の小説のタイトルにもなった「白痴」は「精神薄弱」のうち、成人しても幼児程度の知能しかない、最も程度の重いものを指す言葉である。しかし、「精神薄弱」も「白痴」も、今は使わない。現在は「知的障害」という表現に言い換えられている。

「痴呆症」が「認知症」になることで、世の中の認識が変わっただろうか？　私はそうは思わない。言葉は変わっても、事態は何も好転していないからである。依然として、「認知症＝物忘れ」という間違った認識がはびこったまま、適切なケアが行われていないのが現状だ。

「物忘れ外来」の看板ははずすべき

認知症は「認知」という心の働きが侵されることで起こる病気だ。その意味で「認知症」という言い方は正しい。しかし、この「認知」という言葉が曲者《くせもの》なのである。

認知症の家族を持つ人に、「認知症は記憶障害ではありません。認知の障害です」と言うと、必ず、「認知って何ですか?」と聞かれる。その答えに、私は毎回頭を悩ませてきた。

実は、「認知」の定義はとても難しい。一般の人にわかるように説明するのは、非常に骨の折れることなのだ。認知心理学の専門書でも、「認知というのは定義しにくい」と書いてあったりする。もしくは「あえて言えば……」などと、言葉を濁していたりする。

しかし数年前、たまたま手にとったある本を読んで、私は目からウロコの落ちる思いがした。

「認知とは、ここがどういう場で、自分がなぜここにいて、どうすればいいかわかることである」

つまり、認知症とは、「場所」「状況」「未来」がわからず、混乱してしまう病気なのだ。

認知症は「忘れる」病《やまい》ではない。「わからなくなる」病気なのである。

２０１２年、ある製薬会社が、アニメ『ちびまる子ちゃん』のキャラクターを使って、「物忘れと認知症は違います」というＣＭを流した。1年近く流れていたので、目にした方も多いだろう。

最近ようやく、学者の中にも「認知は記憶ではない」と気付く人が出てきた。確かに、記憶は認知の一部に関わっている。しかし、記憶が認知のすべてではない。認知とは、人間の存在に関わる、もっと大きなものなのだ。

だが、時はすでに遅い。今、病院まで堂々と「物忘れ外来」という看板を出している。それを見たら、誰でも「物忘れ＝認知症」だと思ってしまうだろう。しかも、病院に行った高齢者は、「物忘れテスト」をやらされるのだ。

「物忘れ」は、何歳でも起こることである。例えば学生時代、覚えたはずの英単語が試験で思い出せない経験は、誰にでもあるだろう。これも「物忘れ」である。物忘れをしなかったら、テストはみんな１００点である。教科書や授業で覚えたことを忘れるから、テストで70点だったり、50点だったりするのだ。高校生が英単語を思い出せなくても、「もしかして認知症？」と思う人はいない。それなのに60歳を超えると、「認知症かも」と思ってしまうのだ。

年齢的に何歳からが「認知症」で、いくつまでが「物忘れ」か、これは私の次の研究テーマである。

本人と苦痛を分かち合えば、家族の負担も減る

「認知症になれば、何もわからなくなる」

「ボケ老人は、気楽でいい」

これは、認知症に対する大きな誤解である。

患者は全く理解していないわけでも、のんきにしているわけでもない。認知症患者の心の中では、混乱とおびえと恐怖の嵐が、一瞬も止むことなく吹き荒れているのである。

もしあなたが、何気なく受けた会社の健康診断で、

「あなたはガンです。かなり末期で、治療は難しいでしょう」

と突然言われたら、どう思うだろう。ショックで目の前が真っ暗になり、足元がガラガラと崩れるような絶望に襲われるのではないか。

「自分はこれからどうなるんだろう？　家族は？　仕事は？」と、先の見えない不安でいっ

ぱいになるはずである。

夜も眠れず、「今までずっと働いてきたけれど、本当にこれでよかったのだろうか？」と、考えてしまうだろう。自分の人生が無意味だったという思いに取りつかれるかもしれない。

それは、自分を支えてきた過去の思い出も、未来への希望も、すべてが遠ざかってしまう圧倒的な孤独感だ。

これと同じことが、認知症患者の心の中でも起こっているのである。

不安は孤独をいっそう強める。この世界が急によそよそしく感じられ、誰もが自分に冷たい態度を取っている気がしてしまう。これはガン宣告された人が、「誰も俺の気持ちなんかわからない」と家族に心を閉ざしてしまうのと同じである。

人は皆、過去から現在、そして未来へとつながる時間を生きている。よく「一寸先は闇」と言うが、実際は違う。

多くの人は、これからも今と変わらない状況が続いていくだろうという、暗黙の了解の上に生きている。だからこそ不安におびえることなく、会社や学校に行き、家事を行いながら平穏な日々を過ごせるのだ。

そのような安定した日常を、根こそぎ奪ってしまうのが、認知症である。「一寸先は闇」という言葉は、認知症の人たちにこそふさわしい。彼らの前には、まさに闇が広がっているのだ。

心理学者ベルンハルト・パウライコフは、「不安とは、未来が空白化することだ」と言った。「恐怖」とは、具体的な対象に対する恐れであり、一方、「不安」は、特定の対象を持たない漠然とした恐れだと言われている。「先が見えない」という未来の不透明感が、人を不安に陥れるのだ。

「これから自分がどうなるかわからない」ということは、「今の自分は何なのだ?」という疑問にもつながる。未来のみならず、現在の自分という存在までも、揺らいでしまうのである。

家族や介護職など、認知症患者と関わりを持つ人は、こうした苦痛を少しでも理解し、共有するべきである。どれほど負担が大きく、暴力をふるわれることがあっても、一番辛いのは本人なのである。

苦痛を分かち合えば、症状も軽くなる。それは結果的に、まわりの負担を減らすことにもなるのだ。

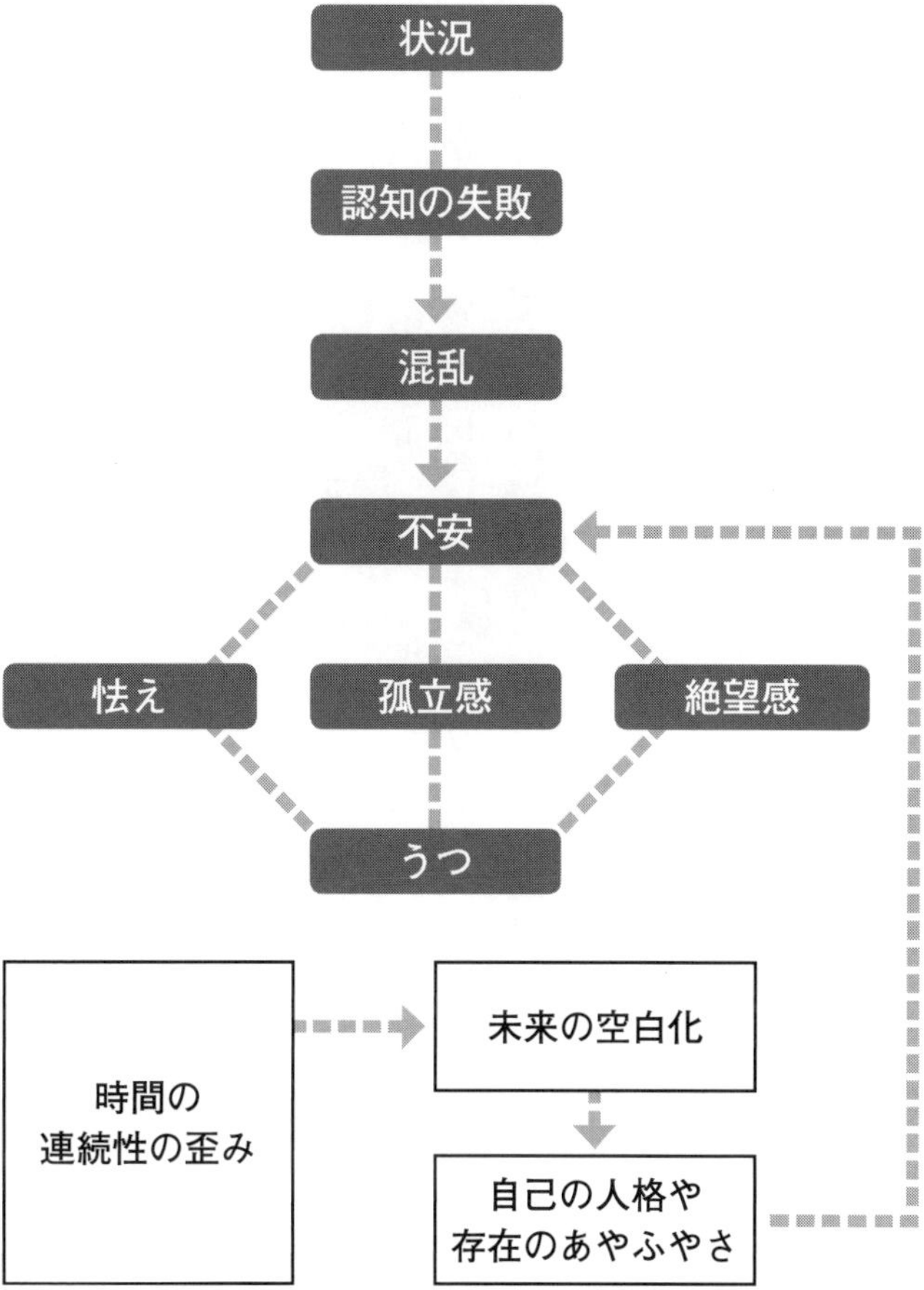

認知症による時間の連続性の歪みがもたらす影響と、時々刻々と現れる状況の認知の失敗による影響。

言うなれば認知症とは、5秒おきに、知らない場所へ目隠しされて連れて行かれているようなものだ。

ここが自分の家かそうでないか、そもそも日本か外国かもわからない。時間、場所、物、人、すべてが曖昧になったとき、人はアイデンティティを維持することができない。何を拠《よ》りどころに自分の存在を確かめればいいか、わからなくなるのだ。

そう考えると、認知症は残酷な病気である。混乱と不安の果てに、本人の心はますます悲惨な状況に追い込まれてゆく。

その時、彼らはどうするだろう?

認知症とうつは隣り合わせ

認知症患者の不安に対する反応は、大きく分けると2つある。

一つは、悪いのは状況のせいだと言って、周囲に怒りをぶつけるタイプ。自分以外のものに原因があると決め付け、怒鳴り散らしたりする。

例えば、財布がないと言って、「お前がどこかに隠したのだ。お前が悪い」と奥さんを叱りつけたり、ヘルパーに「お前が盗んだんだろう」と声を荒らげたりする。不安な状況に対して、怒りをぶつけるという反応を起こすのだ。

もう一つは、わけがわからなくなった自分を、ひたすら嘆き悲しむタイプ。「私はなんて情けない人間なのだろう」と自分を責めるのだ。

認知症のおばあちゃんが、お漏らしして濡れたパンツを押し入れの中などに隠すので、家族が困っているという話をよく聞く。

おばあちゃんは、決して家族を困らせようとしているのではない。パンツを隠しながら、「私はなんて恥ずかしいことをしてしまったのだ。ばれたらどうしよう」という自責の念に苛《さいな》まれているのである。

おばあちゃんに「何で隠したの？」と聞いたところで、何も解決しない。ただ追い詰めるだけである。おばあちゃんは、よけい混乱して、おびえるだろう。

また、顔つきまで変わってしまう人もいる。ある人のお父さんは、元気な頃はいつも冗談を言って家族を笑わせるような、明るい性格の人だった。しかし認知症になって以来、ずっと眉間《みけん》にシワを寄せて渋い顔をしているという。口数が減り、家族が話しかけても、黙っていることが多い。

これは、お父さんが状況を理解できていないからだろう。

お父さんは常に、「これは一体何だ?」「どうなっているんだ?」と顔をしかめて悩んでいるのだ。しかし、いくら考えてもわからない。

こういう場合、うつ状態に陥ることもある。

家族が認知症になったら、うつ病にも気をつけなければならない。特に口数が減ることは、うつ病の前兆であることが多い。

認知症とうつ病は、隣り合わせの病気なのだ。

患者は、なぜポーカーフェイスなのか

意外なことに、認知症患者はよく笑う。

私が老人ホームに勤めていたときも、「ご飯を食べに行きましょう」と言って腕を取ると、ニコッと微笑む入居者は多かった。最初の頃は、うれしいから笑っているのだと思っていたが、認知症について深く知るようになると、実は違うのだということがわかってきた。うれしい人が皆無《かいむ》というわけではない。しかし多くの人は、全く知らない人が突然部屋に入ってきて、いきなり腕を取られ、意味のわからないことを言われたと感じる。

では、彼らはなぜ笑うのか?

認知症患者が笑いを浮かべる理由は、私が考えるに二つある。一つには、わからなくなってしまったことへの自嘲《じちょう》。二つには、ごまかしの笑い。

微笑みは、認知症だけでなく、難聴などにもよく見られる。

例えば、家族の中に難聴のおばあちゃんがいたとする。食卓を囲みながら話をしていて、おばあちゃんの話題で盛り上がった。みんながおばあちゃんのほうを見て笑うと、釣られておばあちゃんも笑う。どこにでもあるような、和《なご》やかな一家団らんの風景だ。

しかし、おばあちゃんに話は聞こえていない。笑うことによって、私はあなたたちの言っていることをわかっているんですよと、カモフラージュしているのである。

人間の笑いは複雑なものである。笑うのは、楽しいときだけではないのだ。自嘲かもしれないし、相手への思いやりかもしれない。愛想笑いかもしれないし、自分をごまかすためかもしれないのだ。

患者自身が見栄を張っていることも多い。認知症の初期症状として、わかっていないのにわかっている振りをすることがある。自分の心に起きた異変を、周りに知られまいと、必死に隠しているのだ。

それをつまらない見栄と言うのは簡単だ。しかし、どんな人間にもプライドがある。自分がおかしくなったとき、それを悟られまいとする心の動きを、誰が責めることができるだろう。

不安や辛さを心の中に押し込め、認知症患者は次第にポーカーフェイスになってゆく。あまりにもつらい経験は、人から表情を奪ってしまうのだ。

ポーカーフェイスはさらなる悲劇を生む。患者本人に表情がないため、周囲がその辛さを知ることができないのだ。心の中も表情と同じように平穏で、何も起こっていないと勘違いをしてしまうのである。

しかし実際は、認知症患者の心の中では、大混乱が起きている。何が何だかわからず、朝から晩まで不安と恐怖におびえているのだ。

認知症を理解するには、まずそのことを知らなければならない。ニコニコ笑っているから大丈夫、辛そうな表情をしていないから平気だろうというのは、大きな誤解である。

妻より妾《めかけ》の死でボケやすい理由

認知症は、身近な人の死によって起こることがある。

親しい人との死別は、誰にとっても辛いものである。私自身70歳を超え、鬼籍《きせき》に入った友人も多い。

しかし意外にも日本では、妻や夫と死に別れても、欧米に比べて認知症になることはそう多くないと言われている。

日本の夫婦の多くは、愛情よりも「家意識」を基盤に成り立っているからである。日本では、個人が死んでも、「家」は続いてゆく。

だから長年連れ添ったパートナーを亡くしても、家が続く限り、平静でいられる。女性の場合は、夫を亡くすと生き生きする人が多い。男性は逆に、後を追うように亡くなってしまうことが多いが、これは精神的な落ち込みというより、食事など身の回りの世話をしてくれる人がいなくなることで生活習慣が乱れ、体を壊してしまうからと考えられる。

興味深い例がある。Cさんは現在、80歳になる認知症の父親を介護している。父親には本妻との家庭以外にも、もう一つの別の家庭があった。俗に言うお妾さんである。ところが去年、お妾さんがガンで死んでしまった。父親は家族の前でこそ悲しみをあらわにすることがなかったが、それ以降、ぼんやりすることが多くなり、認知症を発症してしまった。Cさんは、お妾さんの死が、認知症の引き金になったのではないかと言う。

それは大いに考えられることだ。なぜなら、お妾さんとは愛情のみで結びついており、2

人の関係は日本の伝統的な「家意識」の外にあるからである。極端なことを言えば、妾の死は、妻の死より悲しいのである。

驚くべきことに、世界の先進国の中でこのような現象が起こるのは日本だけだ。外国では、配偶者の死は、認知症の原因になることが多い。

日本と海外では、夫婦のあり方が違うのである。海外では、夫婦というものが個人の愛情によって成り立っている。そのため、愛情がなくなれば簡単に離婚してしまう。デンマークでは、なんと結婚した男女の6割が、1年以内に離婚しているという。

今、フランスを初めとしたヨーロッパでは、正式に結婚するカップルが激減している。国が事実婚のカップルに対して、課税や社会保険、相続など、正式に結婚した夫婦とほぼ同じ権利を認めたからだ。ヨーロッパでは、法的な結婚や離婚がもはや無意味なものとなっている。恋愛の延長だから、相手に飽きたら一緒にいる意味はない。別れてまた、ほかの相手を探せばよい。

一方、日本人の結婚には、愛情よりも「家意識」が優先される。子どもができると、多くの夫婦がお互いを名前ではなく、「お父さん」「お母さん」と呼び合うことにも、それは顕著だろう。日本では、個人よりも家での役割に重きが置かれるのだ。

このことからも認知症が、社会心理的な側面のある病だということがわかる。

認知症は「脳の病気」ではなく、「心の病気」

しかし認知症は、一般的に「脳の病気」と考えられている。これは短絡的で、非常にまずいとらえ方である。ほとんど誤解と言っていい。

私は認知症が「脳の病気」ではなく、「心の病気」と考えている。認知症は統合失調症やうつ病などと同じ、精神疾患なのだ。

今、認知症を取り巻く状況は、昔、統合失調症が分裂症と言われていた頃とよく似ている。

統合失調症も、20世紀前半までは、やはり「脳の病気」ととらえられていた。患者の脳に、何らかの異常や障害があると考えられてきたのだ。

それは病院の名前にも表れている。明治時代、精神病院は脳病院と呼ばれていた。しかし今では、統合失調症を「脳の病気」ととらえている人はいない。「心の病気」であると、誰もが知っている。

統合失調症は、その名の通り、人格の統合性が失われることで発症する。現実と非現実との境目がぼやけてしまうのだ。幻覚を感じ、妄想に取りつかれる。健全な状態では、「ありえない」と除外していたことを、除外できなくなる。その結果、社会性を持った正常な人格を失ってしまうのである。

昔は幻覚や妄想を生じるのは、脳に器質的な異常があるためと考えられた。それで「脳の病気」という発想になったのである。当時は精神病患者に対して、脳の手術や、電気ショックを与える治療をしていた。しかし、いくらそのような治療を施《ほどこ》しても、患者がよくなることはなかった。

「脳の病気」という思い込みが、研究者たちの目を曇らせてしまったのだ。

問題は、当時の研究者たちが、「人格や心は脳に宿っている。だから脳を治療すれば、治る」と考えていたことにある。

しかし人間の心は、本当に脳にあるのだろうか？

確かに脳は、怒りや悲しみ、喜びといった感情を、電気信号として全身に送る。緊張で胸がドキドキしたり、悲しくて涙が出たりするのもすべて脳の命令なのである。だからといって、「心は脳にある」と言い切ってしまうのは、あまりにも乱暴だ。

心は脳にあるのではない！

「人間の心はどこにあるか？」――これは、現代の医学をもってしても、解明できていない大問題なのである。医学どころか、哲学や心理学でも、答えは出ていない。

いうまでもなく、心ははっきりした形を持つ「モノ」ではない。実体がなく、ある意味漠《ばく》然《ぜん》としている。それを「モノ」のように考えることから、誤解が始まると言っていい。「人格や心は脳に宿る」という単純な考え方は、科学者の傲慢以外の何ものでもない。

統合失調症は「心の病気」であり、脳の異常が原因ではない。いまや常識とされているそのことに人々が気付くまで、どれだけ多くの患者とその家族が犠牲になってきたかしれない。

認知症についても、これと同じことが言える。**「認知症の原因は脳にある」という思い込みに、医者や研究者が目をくらまされているの**だ。脳という限られた場所で原因を特定しようとするから、脳細胞や遺伝子といった微細なほうへばかり、目が行ってしまう。

実際、脳医学による認知症へのアプローチは、困難を極めている。脳は人間の体のうちでも飛びぬけて複雑であり、解明はほとんど不可能というのが、現状だ。

患者の心を見ず、脳や遺伝子を見ている限り、医者や研究者は認知症を治すことができないだろう。

では、認知症の原因とは何か？

どんな病気にも原因があり、それを正確に把握して取り除けば治る。もちろん認知症も例外ではない。

認知症には、脳だけでなく、いろんな原因が絡み合っている。しかし、これは認知症に限ったことではない。

いい例が、高血圧症である。50歳以上の日本人のうち、およそ半数が高血圧と言われている（うち、女性は約6割、男性は約4割）。まさに国民病だ。

高血圧症とは、血管と血液に異常な圧力が生じることである。しかし、降圧剤を飲むだけでは、治らない。塩分のとりすぎや肥満、不摂生、喫煙など、さまざまな原因があるからだ。治療法としては、降圧剤を飲む以外にも、運動や食事の改善でかなりよくなることが実証されている。

認知症にも、同じことが言える。認知症とは、言葉通り、「認知に障害が起きる」ことである。心という実体のないものが、異変をきたしているのだ。原因は脳だけにあるのではない。近視眼的な見方から離れ、広い視点からいろんな原因をさぐり、見極め、取り除かなければ、治療はおぼつかない。

精神疾患はケアで治る

認知症は薬で治るのか？　その答えは、限りなく「ノー」に近い。

なぜなら、認知症は精神疾患だからである。

認知症はうつ病や統合失調症と同じ、人格全体の疾患だ。体の細胞に働きかける薬は、心という実体のないものに直接作用しない。その証拠に、世界中の科学者がこれほど研究しても、統合失調症やうつ病を治す薬は未だに開発されていない。

では、精神疾患は治らないのかと言えば、決してそんなことはない。

精神病院というと、薬漬けにされ、一生出られないという恐ろしいイメージを持つ人が未だに多いと思う。しかし、精神疾患は治らない病気ではない。

ヨーロッパで大きな成果を挙げた実例がある。１９７０年代、イタリアの小さな街、トリエステで始まった、精神病院廃止運動だ。

バザリアという精神科医の始めたその運動はイタリア全土に広がり、１９７８年、精神病院の廃止と患者の解放が法律で定められた。

患者たちは全員、病院を出て街で暮らすことになった。驚くべきことに、街へ出た患者たちが幻覚にとらわれて暴れたり、暴言を吐いたりすることはなかったという。患者たちは平穏な一市民として、地域に溶け込んでいったのである。

このことは、強い衝撃を世間に与えた。一体、何が患者たちを精神病にしていたかが明らかになったからである。

街の住民たちは、まさか隣に引っ越してきた人が統合失調症だとは思わない。朝起きて顔を合わせれば、「おはようございます。今日はいい天気ですね」と、笑顔で挨拶をする。精神病患者たちは、長きにわたって差別を受けてきた。彼らは今まで、恐れられ、排除される扱いをずっと受け続けてきたのである。

ところが、街に住んでみると、そんなことをする人は一人もいない。彼が精神病患者であることは、誰にも知らされていないからだ。近所の人は、みんな彼らをただのお隣さんとして見ていた。それがすばらしいケアになったのである。

なぜヨーロッパには精神病院がないのか

もちろん、ソーシャルワーカーによるケアは欠かせない。友達のようにふらりと訪れ、患者たちの生活を助けている。

イタリアから始まった精神病院廃止運動はヨーロッパ全土に広がり、各地で大きな精神病院が次々と廃止された。

イギリスもそうである。私がイギリスに行ったときに驚いたのは、ケアマネジメントの手厚さだ。福祉や医療などのサービスと、それを必要とする人をつなぐ仕組みがしっかりしていて、薬物依存やアルコール中毒、精神障害まで、すべて国が無償で支援をするのだ。さすが「ゆりかごから墓場まで」というだけある。

以前、精神病患者が多く住んでいるイギリスの街へ、見学に行ったことがある。なだらかな丘陵地帯にあるその街は、拍子抜けするくらい、平和な普通の街だった。精神病患者が解放された後も、犯罪や事件の発生率は増えていないという。

ある会合で私は、その街の住民に話を聞く機会を得た。「何か困っていることはありませんか？」と私が聞くと、「特にないですね」と言う。みんなあっけらかんとしたものだ。

日本では、未だ精神病患者に対して「怖い」「何をするかわからない」といったイメージが付きまとう。街の住民は、精神病患者たちをどう思っているのだろう？　私は失礼を承知で、「精神病の人をおかしい、怖いと思ったことはないですか？」と聞いた。

「ときどきあるよ。でも、あのくらいの人は会社に行けばいくらでもいる。俺の上司のほうが、ずっとクレイジーだよ」

そのジョークに、場が笑いに包まれた。

コミュニティーが、穏やかに患者を受け入れているのだ。そこには精神疾患に対する妙な思い込みや、差別もない。だから患者が街に入っていっても、症状を誘発するような緊張は生まれないのだ。街で暮らすうちに、患者の症状は自然に治まってゆく。

会場を後にした私は、街の外れにあったという精神病院の跡地を見に行った。広大な緑地は、公園として整備されており、何組かの家族連れがピクニックを楽しんでいた。鳥がさえずり、かなたに牧草地が広がっている。患者を拘束し、閉じ込めていた精神病院の面影はどこにもなかった。

精神疾患に薬は効かない。しかし、適切なケアをすれば、心の病は容易に治るのだ。

ヨーロッパでは、１９８０年代以降、統合失調症の治癒率が劇的に上昇した。およそ5割から7割の患者に、著しい改善や完治が見られるという。幻覚や妄想は、５年から10年の間に平穏期に入り、異常が外に出なくなる。精神疾患は、症状さえなければ治ったと言っていい。適切なケアさえあれば、普通の市民生活が十分可能なのである。

精神病には、長い歴史がある。それは偏見と誤解に対する戦いの物語でもある。それに比べ、長寿社会の結果とも言える認知症の研究はまだまだ進んでいない。

今からたった30年前、認知症は、「脳が壊れる恐ろしい病気」と言われ、徘徊する高齢者は、鍵をかけた部屋に閉じこめられたり、薬で眠らされたりするのが一般的だった。

我々は歴史から学ぶことができる。精神病患者を長年苦しめてきた誤解と偏見を、認知症患者に味わわせてはいけないのだ。

「脳トレ」は何の効果もない

日本中で大流行した簡単な暗算や読み書きなどの、いわゆる「脳トレ」は、認知症には効果がない。

世界の認知症の研究では、ケンブリッジ大学とハーバード大学が双璧《そうへき》なのだが、そのケンブリッジ大学の脳認知科学センターが、２年間、２万人のボランティアを募《つの》って、脳トレの研究をしたことがある。

任天堂の脳トレゲームは、ヨーロッパでもとても流行っていた。治す方法がない認知症をゲームで治せたらと、誰もが飛びついたのだ。

「脳トレ」は日本で作られたゲームだが、日本では研究らしい研究は何もされていなかった。

ある保健師が行った実験は、次のような要領である。

はじめに一度テストをして、脳トレゲームをした後、再びテストをする。すると、平均して2点点数が上がった。50人テストしてみると、そのうちの30人は点数が上がった。改善した人の中には、1点上がった人もいれば、10点上がった人もいる。しかし、1点や2点上がった場合、果たして改善と言えるのだろうか。

精査しなければならないところを、1点でもプラスになれば改善だと評価している。これではとても研究とは言えない。

日本の研究者の中からも、それはおかしい、効果があると言えるのかという疑問の声があがった。

論文もたくさんあるが、ケンブリッジ大学の評価に耐えうるものはなかった。

そこでケンブリッジ大では2万人を集めて、2年間実験を行った。

小学生のドリルのような暗算を繰り返すと、ほとんどの人が速く正確になった。訓練をしているわけだから、当然そうなるだろう。

しかし認知という、総合的な知的能力が変わるかといえば変わらないのだ。そういう当たり前のことを、ケンブリッジ大が結論付けたのである。

以前、アメリカのレーガン元大統領がアルツハイマー型認知症とわかり、大騒ぎになった。

アメリカは国家プロジェクトとして新薬開発に取り組んだのだが、２０１０年に中止になった。効果のある薬はないという結論が出たからである。

日本にはドネペジルという認知症の薬がある。これは１９９６年にアメリカで認可された薬だ。

進歩の著しい薬学の世界で17年前と言うと、一般社会の１７０年に等しい。そのような途方もなく古い薬が未だに使われているのは、次の薬ができないからだ。

ドネペジルは効能書きに、「この薬で認知症は治りません。ただし、進行を遅らせることができます」と書いてある。

進行が遅れるとは、一体、何と比べてなのだろう。ケアせず、放っておけば、どんどん悪くなることは明らかだ。そのスピードが遅くなるとは、全くのまやかしである。

発売前に、認可を取るための実験では効果があったのかもしれない。しかし、そういう実験は製薬会社が条件を有利にして行っているものだ。今ドネペジルを飲んでいる人たちに、進行が遅れた実感などあるはずがない。

２００８年、イギリスの保健省が、ドネペジルは効果がないから2年以上の服用は認めないと発表し、国中が大騒ぎになった。

患者や家族にすれば、一縷《いちる》の望みを断たれた思いだったのだろう。イギリスは薬も含めて医療が国営のため、費用を無駄に使いたくないという判断が国側にあった。それが正論である。

薬など、2年どころか半年飲んで効果がなければやめたほうがいい。それ以上飲んでも意味はない。しかし患者や家族は、効果のない薬に頼るしかないのだ。

私は薬で治そうとするより、ケアに全力を注ぐべきと言いたい。

第六章　日本の介護はこんなにお粗末

「何もせず家にいると、ボケる」は本当

日本では、未だに高齢者の介護は家族がするべきという固定観念が根強く残っている。親の面倒を見ることは子の務めであるという古い考えが、支配的だ。

家族に認知症の人がいても、介護サービスを利用したことがないという人は多い。しかし、患者を持つ家族は、もっと積極的に福祉の手を借りるべきだ。

その一歩として、日帰りで入浴や食事、レクリエーションなどのサービスを受けられるデイサービスを勧めたい。

高齢になると、どうしても家の中にこもりがちになる。デイサービスに行って、外の空気に触れ、他人と交流することは、本人のリフレッシュにもなる。

家族にとっても、介護サービスを利用するメリットは大きい。

介護とは、365日、24時間休みなく続くものだ。実の親といえども毎日となると、ストレスが溜まって当然である。

また、ヘルパーや施設の職員には、ノウハウがある。家族が頭を悩ませていた問題も、彼らから見れば簡単に解決できることも多い。介護サービスを受けることで、家族は彼らから

知恵を学ぶことができるのだ。

「家の中が散らかっているから恥ずかしい」「おじいさんは認知症なので、おかしなことを言うかも知れない」などと考えることは、全くの取り越し苦労だ。介護職は、少々のことでは驚いたりしない。

本人が、サービスを受けることに抵抗を持つことも多い。自ら進んでデイサービスに行きたいというお年寄りは、ほぼゼロと言っていいだろう。

誰でも、見知らぬところに行くのは抵抗がある。若い元気な人でも、どんなところかわからない場所に行くのは気が進まないものだ。高齢者になるとその傾向はますます顕著になる。「面倒くさいし、足も悪いし……」などと言って、行きたがらないことが多い。

そうするうち、家に引きこもりがちになる。家族以外と触れ合うことのない、刺激の乏しい生活は、認知症をさらに悪化させかねない。よく言うように、「何もせず家にいると、ボケる」は、本当なのだ。

私は、日本の介護にはかなり問題があると考えている。それでも、まずは役所に介護認定をしてもらい、介護サービスを受けるべきだ。

水を飲ませるよう、介護士に頼め

しかし、行きたくないと言うのを、無理に連れ出すわけにもいかない。どうすればデイサービスに行ってもらえるだろうか？

一番効果的なのは、職員に家まで迎えに来てもらうことである。「あなたが来るのを、みなさん待っていますよ」と言われて、悪い気がする人はいない。職員が本人の出身地や趣味などをケアマネージャーから事前に聞いて、「同じ出身地の方もいらっしゃいますよ」「一緒にサークル活動をしませんか？」などと言うと、さらにいい。

家族とケアマネの関係は重要である。

ケアマネは、本人が、昔どんな仕事をしていたか、趣味は何か、何歳で結婚して、子どもは何人いるかなど、家族からあらかじめヒアリングする。それをデイの職員に伝えて、連携を図る。

しかし、職員も忙殺《ぼうさつ》されて、利用者一人一人まで気が回らないこともあるだろう。そんなときは、「うちの父はデイに行きたがらないんですが、何かその気になるように工夫していただけないですか？」と、家族から言うべきだ。

また、ケアマネに、当たり外れがあるのも事実だ。もし本人の症状に改善が見られなかったり、対応に不満があったりする場合は、他の人と代わってもらえばいい。

介護サービスを受ける側は、客であり、消費者である。今は、消費者優位の時代である。言いたいことがあれば、遠慮せず言えばいい。

水に関してもそうである。残念なことに、正しい水の知識を持っていない職員やヘルパーも多い。そのような場合は、「一日1500ccは水を飲ませてください」と、家族がきちんと伝えることだ。「どうしてそんなに飲ませるんですか？」と言われたら、この本を渡せばいい。

2000年に介護保険制度が施行《しこう》され、民間企業の介護サービスへの参入が認められた。高齢化社会の波を受けて、デイサービスや老人ホームなど福祉事業を行う会社は増え続けている。一方でサービスのばらつきや、行き過ぎた利益追求などの問題もある。2007年に起きたコムスンの介護報酬不正請求事件は、まだ記憶に新しい。

私は、介護で儲《もう》けようとすること自体が、悪いとは思わない。競争の中でしか、サービスの向上はありえないと思うからである。

競争が激しくなれば、高齢者にきちんと向き合わない企業は淘汰《とうた》されてゆく。ビジネス社会では、顧客の意見に真面目に対応しなければ、生き残ることはできないのだ。

国の「お情け」で介護される時代は終わった。これからは「お客様」として介護サービスを取捨選択し、堂々と意見を言うべきである。父や母を守り、平穏な老後を送らせてあげられるのは、家族しかいないのだから。

老人ホームが「姥捨《うばす》て山」だった理由

認知症の対策には、水分を多くとるなどして体調を整えることと同様、社会交流、つまり、人の集まりに入っていくことも大事だ。

それに気付いたのは、特別養護老人ホームでの出来事がきっかけである。

最近でこそ言われることが少なくなったが、私が介護に関わり始めた昭和40年代ごろ、特養は、まさに「姥捨て山」だった。入居者のほとんどは寝たきりで、一日の大半をベッドの上で過ごしていた。大小便はオムツに垂れ流しで、食事時には職員がベッドを起こして介助する。

お年寄りはベッドで寝ているのが当たり前、職員はひたすらそのお世話にあたるものという考えしか、当時の老人ホームにはなかった。

ある日の巡回中、私が認知症のおじいさんのベッドに近づくと、便のにおいが漂ってきた。付き添ってきた職員が、馴れた手つきでオムツを替える。おなかがゆるくなっていたのか、便が軟らかく、下痢気味である。風邪など引いていなければよいがと思いながら、ふと横を見ると、昼食のカレーライスが置かれていた。悪い冗談のように、色も形も、下痢便そっくりだ。ホカホカと湯気を立てるカレーライスと下痢便。私はそれを見て、「これは人間が食事をする状況ではない」と痛感した。

栄養を取ることだけが、食事の目的ではない。家族や親しい人とテーブルを囲んで行う「会食」こそが、人間本来の食事であるはずだ。

私は施設のお年寄りたちを全員、食堂へ連れて行き、テーブルで食べてもらうことを強く提言した。しかし、今まで寝たきりだった人を、車椅子に乗せ、食堂へ連れて行くのはそう簡単ではない。私の意見は、職員やお年寄りたちから大反対を受けた。

私はお年寄りたちを励まし、職員たちを粘り強く説得し続けた。その結果、1年後には、お年寄り全員が、一人残らずベッドを離れ、食堂で食事を取ることになったのである。

食堂での会食は、老人たちに予想もしなかった効果をもたらした。食欲の増進、床を離れたことによる体力の向上はいうまでもない。それ以上に職員たちを驚かせたのは、老人たちの行動に「他人への思いやり」が表れてきたことだった。

前にも述べたように、認知症の人はポーカーフェイスである。多くの人が他人に対して無関心で、お年寄りの集まる病院でよく見かけるような、「同病相憐《どうびょうあいあわ》れむ」様子はほとんど見られない。

しかし、全員の集まった食堂には、元気な人もいれば、座っているのもやっとの人もいる。元気な老人たちは自然と配膳やお茶を配るのを手伝い、食べ物をこぼす人にはエプロンをつけるようになった。車椅子を押して、食堂への移動を手伝ってくれる人もいた。食堂での会食は、老人たちにおのずと「役割」を与えたのである。

「役割」が人を生き返らせる

孤独は、認知症の大敵である。特養でも、職員たちは孤独な人を見かけると、「なぐさめ」てきた。しかし、なぐさめで孤独は解消しない。みじめな気分になり、かえって孤独感が増すだけである。

一日の大半をベッドで過ごし、言葉を交わすのはお世話をしてくれる職員だけ。そのような生活では、たとえ隣同士でも、つながるきっかけはない。食堂に出て初めて、老人たちは人との関わりを持つことができたのである。

人が集まり、ある程度メンバーが固定されると、人間関係が生まれてくる。「あの人は優しい」「あの人はわがままで嫌だ」など、さまざまな感情が、お年寄りたちの精神を活発にするのだ。

また、「あの人は脚が悪いから、私が物を取ってきてあげよう」というような思いやりも自然に生まれる。思いやりは、自分の住んでいる世界の隅々まで神経を行きわたらせなければ、生まれない。棺桶《かんおけ》に片足を突っ込んでいるといわれていた老人たちを、「役割」が蘇《よみが》えらせたのである。

「役割」は精神に緊張感をもたらす。「役割」は、「生きがい」「他者に必要とされること」と言い換えてもいい。

私たちはさまざまな「役割」を持つことで、精神を保っている。私で言えば、子どもの「父親」であること、孫の「おじいちゃん」であること、「医者」であること、毎日「仕事」をすること、すべて「役割」である。「家事」や「ペットの世話」、「庭木の手入れ」なども立派な役割だ。

「役割」は他者との関係の中でしか生まれない。もし、私が無人島に行って「私は医者だ」

と言っても、どうしようもない。他人がいなければ、「役割」もないのである。息子に代《だい》を譲ったら、おじいさんがボケた、長男の嫁が家事を全部やるようになって、おばあさんが認知症になったというのは、「役割」を失ってしまったからである。

だから本人が「私はもう年だから」、「こんな姿で人前に出るのは恥ずかしい」などと言っても、家族は無理にでも人の輪の中に入れたほうがよい。

介護保険が使える場合、一番いいのはデイサービスに行くことだ。デイでは職員が意図的にグループを作り、顔なじみになるよう配慮してくれる。

地域の老人クラブに入るのも、おすすめである。見逃されがちだが、実は老人クラブはとても利用価値が高い。そこではゲートボールや詩吟、手芸や生花など、さまざまな活動を行っている。全国には約3000あり、60歳以上の人なら誰でも参加できる。

人間関係の中で、笑い、楽しみ、黙々と励み、嫌な事や嫌いな人はおのずと遠ざけ、親しい人の死には涙するといった光景が生まれる。そのような感情の揺れ動きが、生き生きとした毎日を作り出すのである。

薬漬け治療は、何も改善しない

日本の医療の大きな欠点は、すべてを薬に頼ろうとすることだ。

例えば、糖尿病。

糖尿病は、すい臓ホルモンが少なくなり、食べたカロリーを消費しきれない病気である。出入りのバランスが壊れているのだから、治療法は、入るものを少なくするか、出るものを増やすか、あるいはその両方である。つまり、食べ物のカロリーを制限し、運動してエネルギーを消費することが、本来の治療法のはずだ。

ところが、大抵の医者はすぐ薬や注射に頼り、あるべき治療に熱心に取り組んでいる人はほとんどいない。

悪しき薬至上主義は、認知症でも同じである。騒いで暴れる人に、医者はすぐ睡眠薬を処方する。

しかし、睡眠薬は意識レベルを下げるだけで、決して熟睡状態にはさせない。そのうえ高齢になると、薬の吸収は弱まるうえ、個人差も大きい。

質のいい睡眠も、認知症の治療には重要である。睡眠薬は、決してそれを与えないのだ。

私は認知症の人に、睡眠薬や精神安定剤は与えてはいけないと教えている。薬をやめ、水分をたくさんとらせるなど適切なケアを行うと、ほとんどの人に著しい改善や完治が見られる。

認知症を含む精神疾患は、薬では治らないことへの認識が低すぎる。ケアしか治す方法はないことに、医者は早く気付くべきだ。

統合失調症やうつ病は、薬物療法以外の治療法を開拓してきた精神科が扱っているため、患者はある程度そこで培《つちか》われた方法の恩恵を受けることができる。

しかし、認知症を扱っているのは、精神科だけではない。神経内科や老人科、つまり身体疾患を扱う診療科である。そこには「ケア」という発想そのものがない。

また、精神科にしても、まだまだ立ち遅れているのが、現状だ。

精神科は、本来なら精神療法に特化した科のはずだが、相当薬物に頼っている。日本の精神科の特徴を挙げれば、薬の乱用と長期入院に尽きるだろう。

社会から隔離し、長い間病院に閉じ込めることが、治療の基本という思い込みがあるのだ。精神病院を廃止したヨーロッパなどとは違い、日本には精神病患者に対して、根深い差別がある。

認知症はケアに頼るしかない。しかし、日本の介護は、つまるところ「オムツ交換」「食事介助」「入浴介助」の3つだけで、自立をしてもらうという目的はない。

トイレに行けないからオムツを着ける。オムツをしているから交換するというだけで、その先がない。

なぜトイレに行けるようにしないのか。高齢者は、当たり前の生活をしてはいけないのだろうか。

介護士は、ただの素人

そもそも自立へと回復させる「自立支援介護」という考え方が、日本にはなかった。それを象徴しているのがオムツである。

オムツはずし運動を指導してきて言えるのは、あんなものを着けたい人などいないということである。オムツをはずした高齢者に聞くと、口々に「本当は嫌だった」と言う。やめてほしいと思っているのに、言えずにいるだけなのだ。つまりオムツに頼らず、自らトイレに行くことができれば、高齢者自身が願っている生活に近づけるということである。

介護職の仕事は、ただお年寄りの世話をすることではない。高齢者をケアし、自立を支援することである。それを「自立支援介護」という。「自立支援」こそが、介護の本流であるべきだ。

認知症の場合、自立は、介助のいらない歩行や日常動作などを指す。それをしてもらうため、介護職は『水、メシ、クソ、運動』の基本ケアをしっかりと行うことが必要なのである。

しかし、介護職の現状は、「自立支援」とは程遠い。多くの施設で、オムツが濡れたから交換する、興奮する老人が転ばないように職員全員で見張るというやり方が、十年一日《じゅうねんいちじつ》のごとく行われているのだ。

どうしたらオムツをはずせるか、何をすれば興奮症状が取れるかということを、考えようともしない。ローテーションをこなすだけで、変わっていこうという気配すら感じられないのが現状だ。

私は、介護の将来を真剣に憂《うれ》えている。だからあえて厳しいことを言う。介護がこのような状況に甘んじているのは、介護職に向上心がないからである。

医者や看護師のみならず、専門職と呼ばれる人は、常に新しい知識や最新の方法を勉強しようという向上心を持っている。しかし、介護職にはそれがある人が、とても少ない。

治そうとしないスタッフのもとで、認知症は治らない。自立させようとしないスタッフのもとで、患者は自立できない。当然ではないか。

今施設で働いている介護士は、専門職ではない。ただの素人なのだ。プロではないから、向上しようという気にならないのである。

介護士の一日は、「オムツ交換」「食事介助」「入浴介助」に明け暮れる。３６５日、同じことの繰り返しだ。

これは高齢者の「ケア」ではない。ただ「お世話」をしているだけである。介護職員は日々の仕事において、専門性を要求されることがない。それが当たり前になり、オムツを取ろうとか、トイレまで歩いてもらおうという前向きな発想がないのだ。「介護とは、こうすること」というイメージで、こり固まってしまっているのである。

日本の介護をダメにしている真犯人

なぜ多くの介護士が素人のままなのか？　私は諸悪の根源は、福祉専門学校での教育にあるのではないかと思う。

以前、私の教え子が大学の修士研究で、専門学校で使われている教科書を調べた。いま日本で出ているすべての教科書を、過去から現在まで洗い出したのだ。

自立の第一歩は、オムツをはずし、トイレで排泄することである。自立支援介護には、排尿・排便が大きく関わってくる。

どの教科書にも「排尿・排便の生理学」の項目はある。しかし、「自立支援」を具体的に説く記述はどこにもなかった。確かに、教科書には「自立支援」という言葉は出てくる。しかし理想論として書かれているものがほとんどで、「オムツはずしのタイミング」など、実際的なことを記しているものは皆無なのだ。

日本で一番多く使われている介護技術の教科書を読んで、私は驚いた。

例えば、「尿失禁」の項。なんと、「尿失禁する高齢者は、見て見ぬふりをしましょう」と書いてあるのだ。失禁させないためにはどうするか、自分でトイレに行って排尿するためには、どのようなケアを行うべきかについて、一言も触れていないのである。

「あからさまに失禁を指摘してはいけません。利用者の羞恥心に配慮して、オムツ交換はさりげなく、かつ素早く行うことが大切です。交換時はカーテンを閉めて、プライバシーを保護しましょう」とある。

あまりのレベルの低さに、私は怒りすら感じた。教科書がこれではいけない。高齢者が尿失禁するのを、介護士は永久に見て見ぬふりをし続けるのだろうか。

教育がなっていないから、介護士はいつまでも素人なのだ。オムツを交換するだけでは、専門性に一歩も踏み出せない。

国家試験にも問題がある。学校教育で「自立支援」について教えていないから、当然、出題されない。国家試験で重視されるのは、「生活支援」。つまり体位変換やオムツ交換など、お世話の方法なのだ。

学校や国家試験がこれでは、今の介護職がきちんとした認知症のケアをできないのも当然である。

オムツをはずせば、自分でトイレに行ける

しかし、希望の光はある。熱心な研修の結果、やる気を持った介護士が徐々に育ってきているのだ。その象徴が、オムツゼロの老人ホームである。

今、全国で40ほどの施設がオムツゼロを達成している。全国に約6000もの老人ホームがあることを考えれば、オムツゼロはまだ1パーセントにも満たない。しかし今、ものすごい勢いでオムツはずしが加速してきている。平成25年度の終わりには、100を超え、3年後には500～600の施設でオムツの使用率がゼロになるだろうと言われている。オムツが介護の場から消える日は近い。

多くの高齢者は、オムツをした状態で老人ホームに入居してくる。それをどのようにしてトイレで排泄できるように「ケア」するか。オムツはずしは、まさに介護職員の腕の見せ所だ。

世田谷区の特別養護老人ホーム、きたざわ苑は、平成21年、全国に先駆けて入居者のオムツゼロに成功した。きたざわ苑は、まさにオムツはずしのトップランナーである。

老人ホームでは普通、入居してしばらくは利用者の様子を見るために、特別な訓練やケアは行わない。しかし、様子を見るということは、何も改善しようとしないということだ。はっきり言って、時間の無駄である。

きたざわ苑では、入居したその日にオムツをはずす。すると、ほとんどの入居者が、その日からトイレが使えるようになるという。「何度か失敗してしまう高齢者もいますが、オムツを着けることで生じる悪影響に比べれば、その程度の手間は何でもありません」と、きたざわ苑の職員は胸を張る。

きたざわ苑のケアの大きな特徴は、さまざまな工夫により、高齢者に「水」を飲ませることだ。しかし、介護の世界では長年、「高齢者は失禁しないように、なるべく水を控える」というのが常識だった。それが間違いであることを、きたざわ苑は証明したのである。

水を飲めば覚醒水準が上がり、尿意を感じるようになる。そのため、自らトイレに行けるようになるのだ。

覚醒水準が上がれば、体も動くようになる。驚くべきことに、家で寝たきりだった高齢者が、入居初日に歩けるようになることも多いという。

きたざわ苑の職員は言う。「5秒以上つかまり立ちができるお年寄りは、必ず歩けるようになります。今まで歩けなかったのは、家で寝たきりだったため、歩き方を忘れてしまっただけです」。動くことができれば、トイレに行き、排尿できるのだ。

元気になれば、あっさり死ねる

「オムツはずし」には、理論と知識、技術と経験が必要である。どの分野でも、専門家と呼ばれる人は、そうしたものを持っている。

「オムツはずし」に取り組もうとすれば、介護職は皆、専門の領域に足を踏み入れなければならない。介護職自身が、専門職になれる舞台が、「オムツはずし」なのである。

今、介護職の賃金が安いのは、社会的評価が低いからである。オムツを取り替え、食事を食べさせ、風呂に入れるなど、とりたてて習うことではない。子育てで、どんな親もやっていることだ。

世間は誰でもできることをしている人に、専門家の評価を与えず、高い賃金も払わない。理論に基づいた技術を持つ介護職たちは、「専門職」と認められるようになり、社会的地位とともに賃金も上がる。「オムツはずし」は、介護職自身にもメリットが大きいのだ。

また、オムツを使わなくなれば、節約にもなる。紙オムツは森林資源のパルプからできているので、環境にもいい。

例えば、定員80名くらいの施設で、60パーセントくらいのオムツ利用者がゼロになれば、年間600万円ほど経費が浮く。その結果利益が増え、職員の賃金増額にもつながる。常識のある理事長なら、浮いたオムツ代の半分くらいは、ボーナスや夜勤手当にまわすだろう。介護職は、将来社会的地位が上がるのを待つまでもなく、来月から給料が増えるのだ。

オムツがはずれると、利用者は職員に手伝ってもらいながら、自分でトイレまで行く。

要介護高齢者の病気とけがで、最も多いのが肺炎と骨折である。自らトイレに行くようになると、活動性が上がり、転んでも骨を折らなくなり、肺炎にもなりにくくなる。これが本人にとっていいことなのは言うまでもないが、施設側にもメリットがある。利用者が入院すれば、その間施設にいなくなり、介護報酬が入らないからだ。

そして何よりいいのは、オムツをはずすと、本人がどんどん元気になることである。高齢者にとって、健康で元気なことは、それ自体素晴らしいにちがいない。しかし、それだけではない。もっといいことが、先にある。元気な人ほど、コロッと死ぬということだ。いわゆるピンピンコロリである。

ある90代のおばあちゃんは、午前中はデイルームでみんなと和《なご》やかにおしゃべりしていた。午後になって姿が見えず、好きな催し物にも出てこない。不審に感じた職員が部屋を訪れたところ、もう息を引き取っていた。

利用者の具合が悪くなると、以前は3ヵ月から半年も入院し、その後亡くなるケースが多かった。しかし、オムツはずし運動を始めてから、亡くなるまでの入院期間も短くなった。元気になればなるほど、あっさりした亡くなり方をする。「オムツはずし」は、最高のターミナルケア（終末介護）だと私は思う。オムツをはずして元気に生き、亡くなるときはコロッと逝《ゆ》く。これほどいいターミナルケアはない。

どういう人が、「介護殺人」を犯しやすいか

介護疲れなどを理由に、60歳以上の高齢者が家族に殺害されたり、心中の道連れにされた

りする事件は、1998年からの14年間に、全国で550件も発生している。

「介護殺人」のニュースを見るたび、私は何ともやりきれない気持ちになる。長い人生の終わりに、犯罪の被害者になってしまうなど、夢にも思わなかっただろう。しかも、手をかけたのは、愛する家族なのだ。

高齢者に対する虐待《ぎゃくたい》も深刻だ。2011年度、家族や介護施設の職員による虐待は、把握されているだけでも1万6750件(厚労省の報道発表資料より)。通報されていないケースも含めると、その数倍に上るだろう。被害者の約半数が認知症だという。

加害者のほとんどは息子だ。介護のストレスから、親を虐待してしまうのである。特に多いのは、40代から50代の独身の息子。仕事が忙しい上に、家では親の介護をしなければならない。会社と家の往復で、ストレスを発散する場所も、時間もない。

良くも悪くも見栄を張るのが、男という生き物である。変なプライドがじゃまをして、人に頼ることができない。介護保険やデイサービスを利用して、上手にやっていこうという発想が、なかなか浮かばないのである。1人で介護をしていると、やがてせがれは孤立してしまう。そこから抜け出すことを考えず、ストレスをどんどん溜めてゆく。溜まり溜まったストレスが、暴力という形になって噴出するのである。

一方、娘や妻など、女性の虐待は陰湿だ。つねったり、言葉でいびったり、真綿で首を絞めるようにジワジワといじめるケースが多い。

老人ホームなどでの、職員による虐待もある。侮蔑的な言葉を吐いたり、手足を縛ったり、プライドを傷つけるような行為を行ったりする。汚れたシーツを取り替えない、風呂に入らせないといったことも、立派な虐待だ。

介護を人が行う限り、虐待を全くなくすことはできないだろう。悲しいが、それが現実である。

80歳、90歳になって、尻の青い若造からいたぶられるほど、辛いことはない。息子なら、育て方が悪かったと反省もできる。しかし、赤の他人だと、「虐待された」と訴えても、認知症の被害妄想だと片付けられてしまうのが落ちである。

認知症はガンよりずっと少ない

脅《おど》かすようなことばかり書いてしまった。認知症はならないに越したことはない。しかし、決しておそれることはない。

日本は今、かつてないほどの高齢化社会を迎えている。現在、日本の総人口の、約23パーセントが65歳以上の高齢者である（平成24年版高齢社会白書）。高齢者のうち、寝たきりの率は、65～69歳では1・5パーセント程度。80～84歳でも11・5パーセント、85歳以上でも24パーセントに過ぎない。85歳以上でも、4人に3人は普通の生活を送っているのである。

また、認知症の発症率は、65歳以上の10パーセントと言われている。10人に1人しか、認知症にならないのである。

認知症の発症率は、ガンや心筋梗塞よりもずっと低い。ガンなど、日本では2人に1人がかかる。認知症はならない人のほうが、圧倒的に多いのである。それに本書で述べてきたように予防もできるし、治すこともできるのだ。

美しい人生の終わりとは、どのようなものか？　それは死んだとき、家族や親戚が惜しんでくれることだと私は思う。

私は長年介護の世界にかかわりながら、多くの高齢者の死に接してきた。死は、家族の生々しい姿を浮かび上がらせる。いくら親思いの子どもでも、死ぬ前に半年も寝たきりになれば、「もうやめてくれ」「早く死んでくれ」となるのが現実だ。

死に際、医者はよく、「そろそろご親戚の方に連絡をしたほうがいいかもしれません」と言う。しかし、親族がそろってから死んだのでは遅すぎる。駆けつけたが、間に合わなかった、というくらいがいい。「最後に一目会いたかったのに……」と泣かれるのが、理想の死に方である。

具合が悪くなって、3日ぐらいで死ぬのがよい。コロリと死ぬと、家族や親戚みんなが惜しんでくれる。生前、どんな悪い人間だったとしても、美化してもらえる。

逆に人格者であっても、半年寝たきりになって、グズグズしていると、「早く死んでくれ」となってしまうのだ。

葬式で「お父さんは頑固だったけど、ああ見えて優しいところもあった」「そりの合わないところもあったけど、義母さんの料理は絶品だった」などと言ってもらえるのも、具合が悪くなって3日以内で逝《い》った場合である。コロリと亡くなると、みんな口をそろえてほめてくれる。死ねば、もう本人は関係ない。語られるのは、美しい物語だ。

水をたくさん飲んで、認知症の予防を心がけ、かかってもさっさと治す。そうすれば、ピンピンコロリで逝くことができる。

人生の終わりの迎え方は、これに限る。

参考文献

竹内孝仁『認知症のケア』年友企画
同『家族で治そう認知症』年友企画
同『自立支援介護ブックレット①水』全国老人福祉施設協議会
同『自立支援介護ブックレット②食事』全国老人福祉施設協議会
同『自立支援介護ブックレット③認知症ケア』全国老人福祉施設協議会
同『自立支援介護ブックレット④歩行と排泄』全国老人福祉施設協議会
トム・キッドウッド『認知症のパーソンセンタードケア』高橋誠一訳　筒井書房
飯田眞　佐藤新編集『老年医学論集』岩崎学術出版社
小越章平　大柳治正編『輸液・栄養ハンドブック』南江堂

竹内孝仁

医学博士・国際医療福祉大学大学院教授。1941年、東京生まれ。日本医科大学卒業後、東京医科歯科大学助教授、日本医科大学教授を経て、2004年より現職。1973年から特別養護老人ホームにかかわり、オムツはずし運動などを展開。80年代から在宅高齢者のケア全般にかかわる。日本ケアマネジメント学会副理事長、NPO法人パワーリハビリテーション研究会理事長など多数の委員等を兼任。

著書には『家族で治そう認知症』『認知症のケア――認知症を治す理論と実践』(以上、年友企画)などがある。

講談社+α《プラスアルファ》新書 622-1 B
水《みず》をたくさん飲《の》めば、ボケは寄《よ》りつかない

竹内孝仁《たけうちたかひと》

2013年 6 月20日第 1 刷発行
2022年10月17日第10刷発行

発行者――鈴木章一
発行所――株式会社 講談社
東京都文京区音羽2-12-21 〒112-8001
電話 編集(03)5395-3522
販売(03)5395-4415
業務(03)5395-3615

デザイン――鈴木成一デザイン室
カバー印刷――共同印刷株式会社
印刷――株式会社新藤慶昌堂
製本――株式会社国宝社
本文図版制作――朝日メディアインターナショナル株式会社

KODANSHA

定価はカバーに表示してあります。

落丁本・乱丁本は購入書店名を明記のうえ、小社業務あてにお送りください。

送料は小社負担にてお取り替えします。

なお、この本の内容についてのお問い合わせは第一事業局企画部「+α新書」あてにお願いいたします。

Printed in Japan
ISBN978-4-06-272809-6

講談社+α新書

テレビに映る北朝鮮の98%は嘘である よど号ハイジャック犯と見た真実の裏側
椎野礼仁
よど号ハイジャック犯と共に5回取材した平壌…煌やかに変貌した街のテレビに映らない嘘!?
840円 669-1 C

50歳を超えたらもう年をとらない46の法則 「新しい大人」という50+《フィフティプラス》世代はビジネスの宝庫
阪本節郎
「オジサン」と呼びかけられても、自分のこととは気づかないシニアが急増のワケに迫る!
880円 670-1 D

常識はずれの増客術
中村元
資金がない、売りがない、場所が悪い……崖っぷちの水族館を、集客15倍増にした成功の秘訣
840円 671-1 C

イギリス人アナリスト日本の国宝を守る 雇用400万人、GDP8パーセント成長への提言
デービッド・アトキンソン
日本再生へ、青い目の裏千家が四百万人の雇用創出と二兆九千億円の経済効果を発掘する!
840円 672-1 C

イギリス人アナリストだからわかった日本の「強み」「弱み」
デービッド・アトキンソン
日本が誇るべきは「おもてなし」より「やわらか頭」! はじめて読む本当に日本のためになる本!!
840円 672-2 C

三浦雄一郎の肉体と心 80歳でエベレストに登る7つの秘密
大城和恵
日本初の国際山岳医が徹底解剖!! 普段はメタボ…「年寄りの半日仕事」で夢を実現する方法!!
840円 673-1 B

回春セルフ整体術 尾骨と恥骨を水平にすると愛と性が甦る
大庭史榔
105万人の体を変えたカリスマ整体師の秘技!! 薬なしで究極のセックスが100歳までできる!
840円 674-1 B

「腸内酵素力」で、ボケもがんも寄りつかない
髙畑宗明
アメリカでも酵素研究が評価される著者による腸の酵素の驚くべき役割と、活性化の秘訣公開
840円 676-1 B

実録・自衛隊パイロットたちが目撃したUFO 地球外生命は原発を見張っている
佐藤守
飛行時間3800時間の元空将が得た、14人の自衛官の証言!! 地球外生命は必ず存在する!
890円 677-1 D

臆病なワルで勝ち抜く! 日本橋たいめいけん三代目「100年続ける」商売の作り方
茂出木浩司
色黒でチャラいが腕は超一流! 創業昭和6年の老舗洋食店三代目の破天荒成功哲学が面白い
840円 678-1 C

「リアル不動心」メンタルトレーニング
佐山聡
初代タイガーマスク・佐山聡が編み出したストレスに克つ超簡単自律神経トレーニングバイブル
840円 680-1 A

表示価格はすべて本体価格(税別)です。本体価格は変更することがあります

講談社＋α新書

- **銀座・資本論** 21世紀の幸福な「商売《あきない》」とはなにか？
  渡辺新
  マルクスもピケティもていねいでこまめな銀座の商いの流儀を知ればビックリするハズ!?
  840円 690-1 C

- **「持たない」で儲ける会社** 現場に転がっていたゼロベースの成功戦略
  西村克己
  ビジネス戦略をわかりやすい解説で実践まで導く著者が、39の実例からビジネス脳を刺激する
  840円 692-1 C

- LGBT初級講座 **まずは、ゲイの友だちをつくりなさい**
  松中権
  バレないチカラ、盛るチカラ、二股力、座持ち力…ゲイ能力を身につければあなたも超ハッピーに
  840円 693-1 A

- 医者任せが命を縮める **ムダながん治療を受けない64の知恵**
  小野寺時夫
  「先生にお任せします」は禁句！ 無謀な手術、抗がん剤の乱用で苦しむ患者を救う福音書！
  840円 694-1 B

- **「悪い脂が消える体」のつくり方** 肉をどんどん食べて100歳まで元気に生きる
  吉川敏一
  脂っこい肉などを食べることが悪いのではない、それを体内で酸化させなければ、元気で長生き
  840円 695-1 B

- **2枚目の名刺 未来を変える働き方**
  米倉誠一郎
  イノベーション研究の第一人者が贈る新機軸!! 名刺からはじめる〝寄り道的働き方〟のススメ
  840円 696-1 C

- **ローマ法王に米を食べさせた男** 過疎の村を救ったスーパー公務員は何をしたか？
  高野誠鮮
  ローマ法王、木村秋則、NASA、首相も味方にして限界集落から脱却させた公務員の活躍！
  890円 697-1 C

- **格差社会で金持ちこそが滅びる**
  ルディー和子
  人類の起源、国際慣習から「常識のウソ」を突き真の成功法則と日本人像を提言する画期的一冊
  840円 698-1 C

- **天才のノート術** 連想が連想を呼ぶマインドマップ®〈内山式〉超思考法
  内山雅人
  ノートの使い方を変えれば人生が変わる。マインドマップを活用した思考術を第一人者が教示
  880円 699-1 C

- **イスラム聖戦テロの脅威** 日本はジハード主義と闘えるのか
  松本光弘
  どうなるイスラム国。外事警察の司令塔の情報分析。佐藤優、高橋和夫、福田和也各氏絶賛！
  920円 700-1 C

- **悲しみを抱きしめて** 御巣鷹・日航機墜落事故の30年
  西村匡史
  悲劇の事故から30年。深い悲しみの果てに遺族たちが摑んだ一筋の希望とは。涙と感動の物語
  890円 701-1 A

表示価格はすべて本体価格（税別）です。本体価格は変更することがあります

講談社+α新書

GDP4%の日本農業は自動車産業を超える	窪田新之助	2025年には、1戸あたり10ヘクタールに!! 超大規模化する農地で、農業は輸出産業になる!	890円	713-1 C
日本発「ロボットAI農業」の凄い未来 2020年に激変する国土・GDP・生活	窪田新之助	2020年には完全ロボット化!! 作業時間は9割減、肥料代は4割減、輸出額も1兆円目前	840円	713-2 C
中国が喰いモノにするアフリカを日本が救う 200兆円市場のラストフロンティアで儲ける	ムウェテ・ムルアカ	世界の嫌われ者・中国から"ラストフロンティア"を取り戻せ! 日本の成長を約束する本!!	840円	714-1 C
インドと日本は最強コンビ	サンジーヴ・スィンハ	天才コンサルタントが見た、日本企業と人々の「何コレ!?」——日本とインドは最強のコンビ	840円	715-1 C
血液をきれいにして病気を防ぐ、治す 50歳からの食養生	森下敬一	なぜ今、50代、60代で亡くなる人が多いのか? 身体から排毒し健康になる現代の食養生を教示	840円	716-1 B
OTAKU《オタク》エリート 2020年にはアキバ・カルチャーが世界のビジネス常識になる	羽生雄毅	世界で続出するアキバエリート。オックスフォード卒の筋金入りオタクが描く日本文化最強論	750円	717-1 C
男が選ぶオンナたち 愛され女子研究	おかざきなな	なぜ吹石一恵は選ばれたのか? 1万人を変身させた元芸能プロ社長が解き明かすモテの真実!	840円	718-1 A
阪神タイガース「黒歴史」	平井隆司	伝説の虎番が明かす! お家騒動からダメ虎誕生秘話まで、抱腹絶倒の裏のウラを全部書く!!	840円	719-1 C
ラグビー日本代表を変えた「心の鍛え方」	荒木香織	「五郎丸ポーズ」の生みの親であるメンタルコーチの初著作。強い心を作る技術を伝授する	840円	720-1 A
SNS時代の文章術	野地秩嘉	「文章力ほんとにゼロ」からプロの物書きになった筆者だから書けた「21世紀の文章読本」	840円	721-1 C
ゆがんだ正義感で他人を支配しようとする人	梅谷薫	SNSから隣近所まで、思い込みの正しさで周囲を操ろうと攻撃してくる人の心理と対処法!!	840円	722-1 A

表示価格はすべて本体価格（税別）です。本体価格は変更することがあります

講談社+α新書

世界一の会議 ダボス会議の秘密
齋藤ウィリアム浩幸
なぜダボス会議は世界中から注目されるのか？ダボスから見えてくる世界の潮流と緊急課題
840円 752-1 C

欧州危機と反グローバリズム 破綻と分断の現場を歩く
星野眞三雄
英国EU離脱とトランプ現象に共通するものは何か？ EU26ヵ国を取材した記者の緊急報告
860円 753-1 C

儒教に支配された中国人と韓国人の悲劇
ケント・ギルバート
「私はアメリカ人だから断言できる!! 日本人と中国・韓国人は全くの別物だ」――警告の書
840円 754-1 C

日本人だけが知らない砂漠のグローバル大国UAE
加茂佳彦
なぜ世界のビジネスマン、投資家、技術者はUAEに向かうのか？ 答えはオイルマネー以外にあった！
840円 756-1 C

金正恩の核が北朝鮮を滅ぼす日
牧野愛博
格段に上がった脅威レベル、荒廃する社会。危険過ぎる隣人を裸にする、ソウル支局長の報告
860円 757-1 C

おどろきの金沢
秋元雄史
伝統対現代のバトル、金沢旦那衆の遊びっぷり。よそ者が10年住んでわかった、本当の魅力
860円 758-1 C

「ミヤネ屋」の秘密 大阪発の報道番組が全国人気になった理由
春川正明
なぜ、関西ローカルの報道番組が全国区人気になったのか。その躍進の秘訣を明らかにする
840円 759-1 C

一生モノの英語力を身につけるたったひとつの学習法
澤井康佑
「英語の達人」たちもこの道を通ってきた。読解から作文、会話まで。鉄板の学習法を紹介
840円 760-1 C

茨城vs.群馬 北関東死闘編
全国都道府県調査隊 編
都道府県魅力度調査で毎年、熾烈な最下位争いを繰りひろげてきた両者がついに激突する！
780円 761-1 C

ポピュリズムと欧州動乱 フランスはEU崩壊の引き金を引くのか
国末憲人
ポピュリズムの行方とは。反EUとロシアとの連携。ルペンの台頭が示すフランスと欧州の変質
860円 763-1 C

脂肪と疲労をためるジェットコースター血糖の恐怖 人生が変わる一週間断糖プログラム
麻生れいみ
ねむけ、だるさ、肥満は「血糖値乱高下」が諸悪の根源！ 寿命も延びる血糖値ゆるやか食事法
840円 764-1 B

表示価格はすべて本体価格（税別）です。本体価格は変更することがあります

講談社+α新書

超高齢社会だから急成長する日本経済 2030年にGDP700兆円のニッポン
鈴木将之
旅行、グルメ、住宅…新高齢者は1000兆円の金融資産を遣って逝く→高齢社会だから成長
840円 765-1 C

歯は治療してはいけない！ **あなたの人生を変える歯の新常識**
田北行宏
歯が健康なら生涯で3000万円以上得!? 認知症や糖尿病も改善する実践的予防法を伝授！
840円 766-1 B

50歳からは「筋トレ」してはいけない 何歳でも動けるからだをつくる「骨呼吸エクササイズ」
勇﨑賀雄
人のからだの基本は筋肉ではなく骨。日常的に骨を鍛え若々しいからだを保つエクササイズ
880円 767-1 B

定年前にはじめる生前整理 人生後半が変わる4ステップ
古堅純子
「老後でいい！」と思ったら大間違い！ 今やると身も心もラクになる正しい生前整理の手順
800円 768-1 C

日本人が忘れた日本人の本質
山折哲雄 髙山文彦
「天皇退位問題」から「シン・ゴジラ」まで、宗教学者と作家が語る新しい「日本人原論」
860円 769-1 C

ふりがな付 **山中伸弥先生に、人生とiPS細胞について聞いてみた**
山中伸弥 聞き手・緑 慎也
テレビで紹介され大反響！ やさしい語り口で親子で読める、ノーベル賞受賞後初にして唯一の自伝
800円 770-1 B

結局、勝ち続けるアメリカ経済 一人負けする中国経済
武者陵司
2020年に日経平均4万円突破もある順風!! トランプ政権の中国封じ込めで変わる世界経済
840円 771-1 C

仕事消滅 AIの時代を生き抜くために、いま私たちにできること
鈴木貴博
人工知能で人間の大半は失業する。肉体労働でなく頭脳労働の職場で。それはどんな未来か？
840円 772-1 C

病気を遠ざける！1日1回日光浴 日本人は知らないビタミンDの実力
斎藤糧三
紫外線はすごい！ アレルギーも癌も逃げ出す！ 驚きの免疫調整作用が最新研究で解明された
800円 773-1 B

ふしぎな総合商社
小林敬幸
名前はみんな知っていても、実際に何をしている会社か誰も知らない総合商社のホントの姿
840円 774-1 C

日本の正しい未来 世界一豊かになる条件
村上尚己
デフレは人の価値まで下落させる。成長不要論が日本をダメにする。経済の基本認識が激変！
800円 775-1 C